科学食养 健康成长：初中生营养健康手册

中国疾病预防控制中心营养与健康所
中国学生营养与健康促进会 编

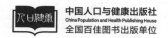

中国人口与健康出版社
China Population and Health Publishing House
全国百佳图书出版单位

图书在版编目（CIP）数据

科学食养　健康成长：初中生营养健康手册／中国疾病预防控制中心营养与健康所，中国学生营养与健康促进会编.—北京：中国人口出版社，2025.1
　　ISBN 978－7－5101－8914－2

Ⅰ.①科…　Ⅱ.①中…　②中…　Ⅲ.①初中生－营养卫生－问题解答　Ⅳ.①R153.2－44

中国版本图书馆 CIP 数据核字（2022）第 245356 号

科学食养　健康成长：初中生营养健康手册
KEXUE SHIYANG JIANKANG CHENGZHANG：
CHUZHONGSHENG YINGYANG JIANKANG SHOUCE

中国疾病预防控制中心营养与健康所
中国学生营养与健康促进会　编

责 任 编 辑	刘继娟
责 任 设 计	侯　铮
责 任 印 制	王艳如　任伟英
出 版 发 行	中国人口出版社
印　　　刷	北京旺都印务有限公司
开　　　本	880 毫米×1 230 毫米　1/32
印　　　张	4
字　　　数	85 千字
版　　　次	2025 年 1 月第 1 版
印　　　次	2025 年 1 月第 1 次印刷
书　　　号	ISBN 978－7－5101－8914－2
定　　　价	29.80 元

电 子 信 箱	rkcbs@126.com		
总编室电话	（010）83519392	发行部电话	（010）83557247
办公室电话	（010）83519400	网销部电话	（010）83530809
传　　真	（010）83519400		
地　　址	北京市海淀区交大东路甲 36 号		
邮　　编	100044		

编 委 会

主　编　刘爱玲　中国疾病预防控制中心营养与健康所

副主编　袁　帆　中国疾病预防控制中心营养与健康所

编　委　丁彩翠　中国疾病预防控制中心营养与健康所

　　　　　周　莹　中国疾病预防控制中心营养与健康所

　　　　　宫伟彦　中国疾病预防控制中心营养与健康所

　　　　　仇玉洁　中国疾病预防控制中心营养与健康所

　　　　　杜松明　中国学生营养与健康促进会河南代表处

　　　　　张　倩　中国疾病预防控制中心营养与健康所

　　　　　徐海泉　农村农业部食物与营养研究所

　　　　　潘　慧　中国疾病预防控制中心营养与健康所

　　　　　张　帆　海南医学院

　　　　　杨　博　中国学生营养与健康促进会

序

　　儿童青少年的营养问题事关我国国民健康素质的提高,一直以来得到党和政府的高度关注。近年来,我国陆续出台的一系列法律法规及政策文件,均提及儿童青少年营养相关问题。2017年6月30日,国务院办公厅印发《国民营养计划(2017—2030年)》,其中"学生营养改善行动"是六项重大行动之一,即以学龄儿童营养健康改善为工作目标,推动儿童青少年营养状况改善;2019年《中华人民共和国基本医疗卫生与健康促进法》规定"实施经济欠发达地区、重点人群营养干预计划,开展未成年人和老年人营养改善行动,倡导健康饮食习惯,减少不健康饮食引起的疾病风险"。2021年,国务院印发《全民科学素质行动规划纲要(2021—2035年)》《中国儿童发展纲要(2021—2030年)》将科学普及、加强儿童营养、促进儿童健康成长上升到国家高度。在儿童发展纲要中,明确提出"加强食育教育,引导科学均衡饮食、吃动平衡,预防控制儿童超重和肥胖。加强学校、幼儿园、托育机构的营养健康教育和膳食指导"。2022年1月1日,《中华人民共和国家庭教育促进法》出台,提出"保证未成年人营养均衡、科学运动、睡眠充足、身心愉悦,引导其养成良好生活习惯和行为习惯,促进其身心健康发展"。

在各级政府、卫生健康机构、教育机构、社会团体等社会各界的共同努力下,我国儿童青少年营养健康问题得到了明显改善。孩子们的身高增长,营养不足的发生率下降。但是另一方面,膳食结构和饮食习惯的变化,也给儿童青少年的健康带来了新的问题,如超重肥胖的发生率明显提高。

初中学生正值青春期,而青春期是人一生中最有活力的时期,也是孩子们汲取各类信息,形成自我认知、行为方式的关键阶段。我们要抓住孩子青春期这一关键阶段,用孩子的语言回答孩子们的营养困惑,用孩子的视角帮助孩子们树立正确的营养观、健康观,形成正确的营养认知,改变饮食行为,让其受益一生。

本书的第一版于 2013 年出版。10 年间,国际、国内相关的营养研究进展、营养理念也在发生着变化,将书的内容进行更新、增补显得十分必要。在本书再版的过程中,仍然坚持以实用性强、贴近初中学生阅读习惯、阅读理解能力为编书理念。以格外谨慎和负责任的态度,全面考虑初中学生营养相关的内容,确保了营养知识的准确性和权威性。

少年强则国强。今天的少年儿童是祖国强国建设、民族复兴伟业的接班人和未来主力军。我们有责任、有义务努力为所有孩子的健康成长创造更好的环境。期待本书内容能够真正落地,在青春期孩子们的营养理念形成过程中起到积极的引导作用。

中国学生营养与健康
促进会　会长

中国疾病预防控制中心
营养与健康所　所长
2023 年 12 月

前 言

当前,我国青少年儿童的营养健康状况虽然有了很大的改善与提升,但仍面临新的营养环境的挑战。我国学龄儿童营养不足问题依然存在,钙、铁、维生素 A 等营养素摄入不足也还十分常见;超重肥胖检出率持续上升,增长趋势明显。《中国居民营养与慢性病状况报告(2020 年)》提到,我国 6～17 岁的儿童青少年超重肥胖率近 20%,6 岁以下儿童超重肥胖率超过 10%,儿童青少年经常饮用含糖饮料问题凸显,18.9% 的中小学生经常饮用含糖饮料。高血脂、高血压、糖尿病等慢性非传染性疾病低龄化问题日益突出。

我们应当抓住儿童青少年时期这一关键阶段,积极、主动、有效地引导儿童青少年掌握科学的营养健康知识,养成良好的生活习惯,为其今后一生的学习、生活、工作打牢坚实基础,促进终身健康。在国家食物与营养咨询委员会、国民营养健康专家委员会、全国学校食品安全与营养健康工作专家组的指导下,中国疾病预防控制中心营养与健康所与中国学生营养与健康促进会于 2023 年发起了"食刻守护 育见未来——食育中国行"活动,旨在全面贯彻党的教育方针,认真落实立德树人根本任务，通过创新性、成体系食育活动的开展，积极探索适合中国儿童的食育模式，不断提升学校、家庭、个人营养健康素养，促进儿童健康成长，全面发展。为此，我们编辑、更新了《初中生营养知识问答》一书，将其广泛应用于食育中国行活动中。我们希望全国更多的初中生能够从本书中汲取正确的营养知识，对社会上不同的营养知识观点，做出科学的判断，并遵循正确的营养观和大食物观，养成健康的生活方式，让健康第一的理念在飞扬的青春里逐渐清晰。

本书在第一版内容基础上进行了全面更新，重新梳理了初中学生的营养需求、营养特点、饮食习惯，以期能够满足孩子在成长过程中对营养知识的需求。为保证相关信息的准确性、权威性，本书充分参考了《中国学龄儿童膳食指南（2022）》，广泛征求了营养、教育专家的意见，并参阅了国内外有关资料，供广大初中生、教师和家长学习营养健康知识参考使用。

刘爱玲

2024 年 5 月

目　录

一、营养和生长发育

1. 什么是健康？

世界卫生组织(WHO)1999年给健康下了一个定义:健康是指身体、心理和社会适应三个方面全都良好的一种状态,而不仅仅是没有生病或体质强壮。

也就是说,一个人是否健康,不能只看他(她)是不是不生病,还要看他(她)的心理状态怎么样,遇到心烦或不顺心的事情时能不能尽快地调整好自己的心态。同时,还要看他(她)会不会与人交流和沟通,能不能很快地和同学们打成一片,适应新的学习环境。

2. 什么是营养？

营养是一个专业术语,它的科学定义是指人体摄取、消化、吸收和利用食物中营养物质以满足机体生理需要的生物学过程。这里的"营养"与我们平常说"鸡蛋很有营养"中的"营养"不同,它指的是一个过

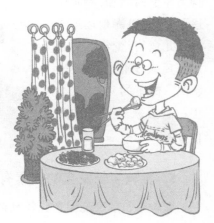

程,一个人体利用食物维持生理需要的过程。

3. 什么是合理营养?

合理营养是指通过合理的膳食和科学的烹调加工,为人体提供足够的能量和各种营养素,并保持各种营养素之间的平衡(指营养素摄入量不多不少,并且营养素之间的比例合适),目的是满足人体正常的生长发育和生理需要、维持人体健康。

4. 什么是生长发育?

生长表现为人体内的组织、器官的成长,身高和体重的增加以及身体中脂肪、肌肉、骨骼、水分等各组成成分的变化。生长是量的改变。

发育是人体各部分功能的不断完善,心理、智力不断发展,习得越来越多的运动技能。发育是质的改变。

生长发育是人体的一个重要的生命过程,贯穿整个儿童和青少年时期,也是一个从量变到质变的复杂变化过程,不仅是身高体重的增加,器官也逐渐分化,机能也逐渐成熟。儿童、青少年的生长发育反映了他们的健康状况。健康的儿童、青少年一定要获得良好的生长发育。

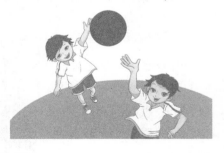

5. 影响生长发育的因素有哪些?

影响生长发育的因素比较复杂,有先天性遗传因素,也有后天的营养、运动、睡眠、情绪、生活方式、疾病、环境等因素。合理的营养、充足的运动、良好的睡眠、积极乐观的态度、愉悦的心情、不吸烟、不饮酒等都会促进同学们健康成长。

6. 什么是青春期？

青春期是由儿童发育到成人的过渡时期,也是指从第二性征出现(如男生开始长胡须、阴毛、腋毛;女生开始长阴毛和腋毛,以及乳房的发育)到生殖器官基本发育成熟、身高停止增长的时期。青春期是一生中发育突飞猛进的阶段,也是生长发育的最后阶段,表现为身体生长发育迅速,生殖器官和性功能逐渐成熟,精神心理变化较大。

根据不同阶段的主要发育表现和变化,可以将青春期分为早期、中期、后期。

青春早期的主要表现是生长突增,出现身高的突增高峰,性器官和第二性征开始发育,通常持续 2 ~ 3 年。

青春中期以性器官和第二性征的迅速发育为特征,女生出现月经初潮,男生出现首次遗精,通常持续 2 ~ 3 年。

青春后期体格生长速度虽然明显减慢,但仍有所增长,直至骨骼停止生长,性器官和第二性征继续发育达到成人水平,通常持续 2 年左右。

青春期是决定体格、体质和智力水平的关键时期,同学们应格外重视。

7. 男生和女生是否同时进入青春期？

女生一般比男生早 1 ~ 2 年进入青春期。女生的青春期一般从 9 ~ 11 岁开始,至 17 ~ 18 岁结束;男生一般从 11 ~ 13 岁开始,至 18～20 岁结束。

8. 青春期身高和体重每年增长多少算正常?

青春期前的身高每年增长为 5～7 厘米。青春期则有一个生长突增过程,身高从每年增长 5～10 厘米开始,逐渐进入突增高峰,身高突增高峰年增长可达 10～14 厘米,持续 2～3 年,然后增长速率减慢,在较低生长速率状态下再持续生长 2～4 年,然后身高逐渐停止生长。在整个青春期男生身高平均增加约 28 厘米,女生约为 25 厘米。

从 2 岁到青春期发育前,体重每年约增长 2～3 千克。青春期体重增幅较大,每年可达 4～7 千克,体重突增高峰年增长可达 8～10 千克。青春中后期身高生长逐级停止,体重也一般停止明显增长。

9. 什么是"生长突增"?

儿童青少年体格生长出现突发性快速生长现象,主要表现为身高增长和体重增加明显,身体各部分比例也有所变化,这种现象称为生长突增,通常提示开始进入青春期。男生一般在 11～12 岁,在变声前一年左右进入突增期;女生一般在 9～10 岁,或在乳房开始发育后一年左右。生长突增高峰期男生一般在 13～15 岁、女生一般在 11～13 岁。

10. 生长突增期的身高以什么样的速度增长?

在生长突增期,多数国家的男生平均身高每年可增长 7～9 厘米,突增高峰年最多可达 10～12 厘米;女生平均身高每年可增长 6～8 厘米,突增高峰年增长最多可达 10 厘米。生长突增过后,身高生长速度减慢至青春期前的水平,持续约1年后生长速率减慢至每年 1～2 cm,直至身高停止生长。

11. 男生和女生的生长突增一样吗?

生长突增有明显的性别差异。男生开始生长突增的年龄比女生晚 1～2 岁,生长突增持续的时间比女生长,突增幅度也较大。这也是为什么成年男性平均身高要高于成年女性的原因。

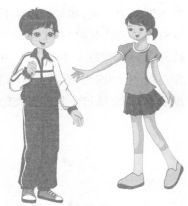

此外,每个人的生长突增也存在差异,包括突增开始年龄、突增时的性征表现、生长突增速率、突增持续时间等方面。

12. 生长突增速率决定成年后的身高吗?

青春期生长突增速率对成年后身高起着决定性的作用。若青春期身高较矮、突增速率较低、持续时间较短,成年后的身高通常也较矮。因此,同学们一定要重视青春期,合理营养、充足运动、不吸烟、不饮酒。

13. 什么是"赶上生长"?

儿童、青少年如果营养不良或身患疾病(如较长期发烧或腹泻),可能会造成身高、体重等发育水平低于同龄的伙伴。但当这些阻碍生长发育的原因消除后,如营养不良得到了及时纠正,疾病得到了有效控制,随着营养的充分补充和疾病的痊愈,就会以超过同龄伙伴的正常速度迅速恢复生长,赶上同龄伙伴的身高、体重,这种现象被称为"赶上生长"。

有的同学就会想,我现在有些营养不良没关系,以后再补上不就行了嘛,这种想法是错误的。"赶上生长"只有在生长发育期才会出现,如果错过生长发育的关键期,以后再补充多少营养也无法获得"赶上生长",再也不能达到正常的身高了。此外,尽管能"赶上生长",但追赶的往往不完全,也就是说不能追赶到100%。所以,同学们应该从现在开始,就要做到合理营养,不要错过生长发育关键期的每一天。

二、神奇的能量和营养素

1. 人体需要哪些营养物质？

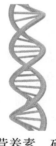

食物中对人体具有营养功能的物质称为"营养素"，包括蛋白质、脂类、碳水化合物（也称糖类）、矿物质（无机盐）、维生素和水六大类。

蛋白质、脂类和碳水化合物因为需要量多，每天从食物中获取的量也较多，被称为宏量营养素。矿物质和维生素的需要量相对较少，每天从食物中获取的也较少，被称为微量营养素。

矿物质中有 7 种（钙、磷、钠、钾、硫、氯、镁）在人体内含量较多，叫作常量元素；还有 8 种在人体内含量较少，称为微量元素，如铁、锌、硒、碘等。

能量和各种营养素是维持生命所必需的，缺一不可！

2. 人体为什么需要能量？

能量是人类赖以生存和进行生命活动的基础。人类生命的维持、生长发育和学习，乃至我们的呼吸、心跳、眨眼、走路、说话和思维等，都离不开能量，就如同汽车在马路上行驶离不开汽油一样。离开了能量，生命就会停止。

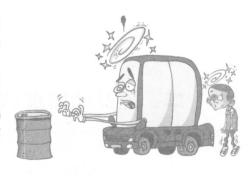

3. 哪些食物能产生能量？

能量来源于各种食物，但是食物中所含的碳水化合物、蛋白质和脂肪三大类营养素只有在进入体内经过消化、吸收后才能转化成能量。这三大营养素各自提供的能量是不同的，占总能量的比例也不一样。1 克碳水化合物和 1 克蛋白质提供的能量都为 4 千卡，而 1 克脂肪提供的能量为 9 千卡。

4. 初中生每天需要多少能量？

12～14 岁的男生每天需要的能量为 2 600 千卡，同龄女生稍低，为 2 200 千卡；15～17 岁男生每天需要的能量为 2 950 千卡，同龄女生为 2 350 千卡。能量的需要量除了受年龄、性别的影响，还受运动量等因素影响。如果同学们活动量大，可适当多吃点。

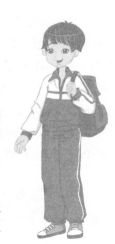

另外，除了能量的总摄入量要满足身体需要，三大营养素提供能量的比例也要合

理,其中碳水化合物提供的能量应占膳食总能量的 50% ~ 65%,脂肪占 20% ~ 30%,蛋白质占 10% ~ 15%,每一种都不能过多或过少,否则都会对健康不利。

5. 蛋白质在身体中起什么作用?

蛋白质是一种含氮的有机化合物,除了提供能量,它也是人体重要的组成成分。它参与组成了人体细胞和各种组织,如肌肉、毛发、血液等,是同学们生长发育所必需的营养素。在生长发育期间,同学们的个子要不断长高、各个组织器官要不断发育成熟,都离不开蛋白质,这是其他任何物质都不能代替的。

总之,蛋白质是一切生命的物质基础,而一切生命的表现形式,本质上都是蛋白质功能的体现,没有蛋白质就没有生命!

6. 初中生每天应从膳食中获取多少蛋白质?

初中生正处于生长发育的关键时期,对蛋白质的需要量比较高,12 ~ 14 岁的男生每天需要 70 克,同龄女生每天需要 60 克;15 ~ 17 岁的男生每天需要 75 克,同龄女生每天需要 60 克。

7. 哪些食物富含蛋白质?

我们日常所吃的许多食物中都富含蛋白质,如大米、面粉、小米、玉米、大豆、核桃、花生等植物性食物,以及肉、鱼(虾)、鸡(鸭)、蛋、奶等动物性食物。动物性食物中所含的蛋白质进入机体后,比植物性蛋白质更容易被人体吸收利用。当然,大豆及其制品是个例外。

通过下面的表 1,看看常见食物的蛋白质含量吧。

表1　每 100 克常见食物的蛋白质含量　　单位:克

食物	蛋白质含量	食物	蛋白质含量	食物	蛋白质含量
大米	7.9	牛肉(牛腩)	17.1	猪蹄	22.6
北豆腐	9.2	羊肉(腰窝)	18.9	鸡胸肉	24.6
鸡蛋(红皮)	12.2	猪肝	19.2	花生米(烤)	26.4
面粉(标准粉)	15.7	豆腐干	19.6	黄豆(干)	33.1
鲢鱼(去刺)	16.3	猪肉(后臀尖)	20.8	豆腐皮	51.6

8. 蛋白质也分好坏吗?

确切地讲,不能用好坏来评价蛋白质,但蛋白质的质量确实有高有低。蛋白质是由很多种氨基酸组成的,其中有些是人体自己不能合成或合成得太少,必须从食物中获得的,我们把这些氨基酸称为必需氨基酸。有些蛋白质所含的氨基酸种类多,必需氨基酸也多,而且各氨基酸之间的比例适当,人体利用率高,这种蛋白质的质量很好,称为优质蛋白质。优质蛋白质在每天膳食中应保证占蛋白质总量的一半以上。

9. 哪些食物富含优质蛋白质?

富含优质蛋白质的常见食物有鱼、瘦肉、牛奶、蛋类、豆类及豆制品等,这些食物既好吃又有营养。实际上,它们除了富含优质蛋白质,还富含同学们生长发育所必需的其他营养素,如铁、锌及各种维生素等。

10. 有些考生考前通过静脉滴注氨基酸来补充营养,这真的有用吗?

氨基酸是组成蛋白质的基本单位。简单地说,蛋白质就是由氨基酸组成的。蛋白质进入人体内经消化吸收,被分解成氨基酸,同时人体内组织中所含的蛋白质在代谢过程中也会被分解产生氨基酸。这两部分氨基酸都要参与蛋白质的合成和代谢,以维持组织更新及生长、发育。

从食物中获得所需要的各种营养物质,是人体的基本功能。只要身体消化吸收功能正常,通过合理平衡的正常膳食就能满足身体对氨基酸的需求。盲目输入氨基酸,可能会超过身体对氨基酸的用量,造成不平衡,而机体用不了就得代谢掉,代谢过程需要大量水分,从而加重肾脏负担,有损健康,并造成浪费。另外,过多摄入蛋白质,也会造成机体对其他营养素需要量增加,如加速骨骼中钙的丢失,影响骨骼的正常生长发育。所以,我们只要吃得合理均衡,不挑食不偏食,根本没有必要通过静脉滴注来补充氨基酸。

11. 为什么人体需要碳水化合物?

碳水化合物,也叫糖类,由碳、氢、氧三种元素组成。它是人体最主要、最经济的能量来源,每日提供的能量占总能量的50%~65%。另外,碳水化合物也是构成生命细胞的主要成分。还有非常重要的一点是,大脑工作时,只有糖类才可以为大脑提供能量,所以糖类对于学习任务繁重的同学们来说,是非常重要的,其他营养素都无法替代。

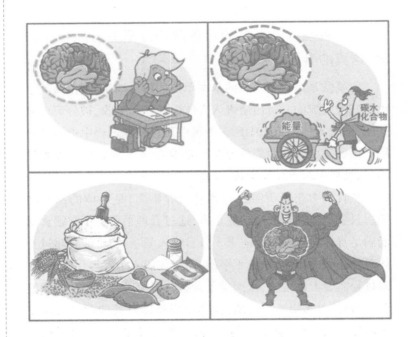

12. 碳水化合物就是我们平常吃的糖吗?

　　碳水化合物虽然也被称为糖类，但是和我们平常吃的糖果、白糖、红糖等是不同的。我们平常吃的糖属于碳水化合物的一种，但碳水化合物种类很多，几乎所有的食物都含碳水化合物，如米面中的淀粉，牛奶中的乳糖，水果、蜂蜜中的果糖，甘蔗中的蔗糖，肉中的糖原，等等。虽然碳水化合物是身体所必需的，但也不能多吃白糖/糖果类，更不能用它来代替其他日常食物，否则就有可能导致营养不良，或因能量过剩造成肥胖，还有可能患上龋齿。

13. 哪些食物富含碳水化合物？

各类植物性食物中含碳水化合物都比较丰富，如谷类（大米、面粉、小米等）、薯类（红薯、土豆等）、根茎类蔬菜（藕）以及食用糖（砂糖、绵白糖）等。

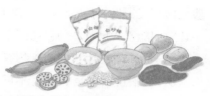

14. 谈"脂"色变，对吗？

有许多人，特别是女生，一说起脂肪，就说"不，不！"因为她们要减肥，要苗条，把脂肪视为造成她们肥胖的"罪魁祸首"。其实这种想法和做法是不对的。脂肪吃得过多是容易造成肥胖，但吃得过少或一点不吃也是不对的，因为脂肪在我们身体中也发挥着十分重要的作用。

（1）脂肪提供能量。1 克脂肪产生的能量是 9 千卡，要比 1 克碳水化合物或蛋白质产生的能量（4 千卡）高 2 倍多。

（2）脂肪是组成人体的重要成分。人体的每一个细胞，包括大脑、神经等都离不开脂肪。

（3）脂肪不但本身能够提供脂溶性维生素，而且还是人体吸收脂溶性维生素的必需条件。也就是说，离开了脂肪，脂溶性维生素（如维生素 A、维生素 D、维生素 E 等）都无法被我们人体吸收利用。

（4）脂肪中有一种叫作"必需脂肪酸"的物质，是同学们生长发育过程中必不可少的，它只能由脂肪来提供。

（5）皮肤下的脂肪有助于保温。这也是寒冷地区的动物为什么在寒冷天气中能悠闲自得的原因，因为它们皮下都有厚厚的一层脂肪。

（6）脂肪有助于保护身体内的各个脏器。胃、肠、肝脏等在腹腔内相安无事,有一个重要的原因就是脂肪把它们隔离开了,不让它们随着我们身体的移动而互相碰撞,起到了垫子的作用。

（7）脂肪还能让我们的食物有香味,有促进食欲的作用。

所以,膳食组成是缺"脂"不可！

15. 脂肪长什么样,我们能看见食物中的脂肪吗?

脂肪有两种存在形态,即油和脂。平常炒菜用的植物油,如花生油、豆油、菜籽油等,在常温下是液态,通常叫油;而猪油、牛油等来自动物性食物的,在常温下是固态,通常叫脂。猪肉、牛肉、羊肉和鸡肉等畜禽肉上白白的肥肉,就属于这一种。除了这些我们肉眼能够看到的油脂,还有一些脂肪藏在食物里,是我们看不到的,如瓜子、花生、核桃、鸡心、猪肝、鸡蛋、鸭蛋等,都含有脂肪。

16. 哪些食物含有较多的脂肪?

除了动物油、植物油,脂肪还广泛存在于肉类中。动物性食物的脂肪含量由低到高依次为鱼虾类、禽肉、牛肉、羊肉、猪肉。另外,芝麻、核桃、瓜子等坚果中也含有较多的脂肪,所以我们也不能吃太多坚果。

17. 矿物质有什么作用?

矿物质并不是矿石,它实际上是一组无机元素。凡体内含量大于体重 0.01% 的矿物质称为常量元素,包括钙、磷、钠、钾、硫、氯、镁；凡体内含量小于体重 0.01% 的矿物质称为微量元素，其中铁、锌、硒、碘、铜、铬、钴、钼被称为必需微量元素。

这些矿物质是构成身体组织和结构、维持生命活动和保证同学们生长发育不可缺少的营养素，如钙、磷是构成牙齿和骨骼的主要原材料，铁是红细胞中血红蛋白的原料，参与人体内氧的转运和交换等。这 15 种矿物质中任何一种摄入不充足，都会对健康造成危害，如铁缺乏会导致缺铁性贫血，不仅会影响同学们长身体，使人容易生病，还会影响智力发育，影响注意力，从而影响学习能力；缺钙就会长不高，还容易发生骨折；缺碘会造成呆小症，个子矮小，智力障碍。

18. 缺钙影响长个儿吗？

身高主要是由骨骼的长度决定的，也就是说我们腿的骨骼长，我们的个子就会高些。那骨骼的长度都受什么影响呢？除了遗传因素，营养、运动和睡眠等也是非常重要的因素。

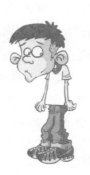
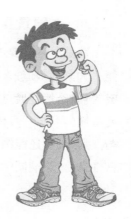

骨骼的主要成分是蛋白质、钙和磷。骨骼的形成是一个相当复杂的新陈代谢过程，需要充足的蛋白质、钙、磷等多种营养素和激素的参与。在生长发育过程中，只有营养状况良好，蛋白质、钙、磷等摄入充足，才有利于骨骼的生长，个子才能长高。钙作为骨骼的一个主要成分，对骨的长度和密度具有很重要的作用。长期缺乏钙和维生素 D 会导致生长发育迟缓,骨骼软化、变形,严重的还可导致佝偻病,出现"O"形腿或"X"形腿。所以说,缺钙会影响同学们长个儿。

19. 哪些食物含钙丰富？

含钙丰富且易为人体吸收的食物应首选奶及奶制品,如牛奶、酸奶、羊奶、马奶等,它们是补充钙的最好的天然食物。每100 克牛奶中含钙 120 毫克,同学们每天需要摄入 1 000 毫克钙,而每天喝 300 ~ 500 克牛奶就差不多可以满足身体需要量的一半。其他食物如虾皮、豆类、海带、紫菜、骨头以及芝麻酱也含有丰富的钙,可以经常吃。

20. 铁很重要吗？

铁是身体重要的必需微量元素之一,参与身体的多种功能。大家都知道,人体离开氧气就会死亡,而氧气从空气中被吸入到肺,然后通过血液运送到身体各器官的这一过程,必须要有铁的参与。身体的细胞进行呼吸和代谢也必须有铁的参与。另外,铁还能维持正常的造血功能,长期铁缺乏会造成缺铁性贫血,影响同学们的健康和学习。

21. 哪些食物含铁丰富？

动物内脏和血中含有丰富的铁,尤其是动物肝脏,是铁的最佳食物来源。其他如瘦肉、蛋黄、红糖和干果也是铁的良好来源。一些植物性食物如菠菜等含铁也较多,但是植物性食物中还含有一些阻碍铁吸收的物质,如鞣酸、草酸等,因此不利于铁在我们的肠道里被吸收利用。

22. "异食癖"是怎么回事？

煤渣、墙皮、土块、纸张、毛发等在常人看来不能食用,甚至感到恶心的东西,有的孩子竟然喜欢吃! 这是为什么? 这其实就是一种病,医学上叫"异食癖"或"嗜异症",是由于体内缺乏锌造成的。当锌元素缺乏被纠正后,嗜食异物的症状也会随之消失。因此,同学们如果有这种情况,就要去医院检查一下,看看是不是缺锌。

锌主要来源于动物性食物,如肝、海产品、猪肉等。同学们平常应注意适当多吃,预防锌缺乏。得了异食癖的同学,要在医生的指导下改善一日三餐,适当服用锌补充剂。

23. 维生素有哪些？

根据溶解性,维生素可以分为两大类:脂溶性维生素和水溶性维生素。脂溶性维生素是指不溶于水而溶于油脂及有机溶剂的维生素,包括维生素 A、维生素 D、维生素 E、维生素 K 等,这类维生素在我们肠道内必须借助脂肪才能吸收,所以前面我们说膳食缺"脂"不可。水溶性维生素只能溶于水,包括维生素 B_1、维生素 B_2、维生素 C、叶酸、维生素 B_6、维生素 B_{12} 等。

24. 为什么人体需要维生素？

维生素是一类有机化合物,天然存在于各类食物中,人体几乎不能合成。维生素参与了人体的很多生理活动,虽然每天需要的量不多,但是对维持生命和健康作用很大。

脂溶性维生素被机体吸收后,除了满足机体的需要,如有多余则会在体内储存起来。所以,如果长期过量服用脂溶性维生素(如鱼肝油)可引起中毒。水溶性维生素进入体内极少储存,多余的维生素会很快随尿液排出体外。所以,每天必须从食物中获取,如果供给不足,则很容易出现缺乏症。

25. 有的人晚上看不清东西,这是由于身体缺乏营养素吗?

"晚上看不清东西""当由亮处走到暗处眼睛要很长时间才能适应""虽然没感冒也经常流鼻涕""动不动就感冒"。你有没有出现过这些情况呢? 如果有,你可要注意了,很有可能是身体里缺乏维生素 A 了。

维生素 A 可以促进生长与骨骼发育,维护皮肤和黏膜的健康,保护视力。如果维生素 A 缺乏,就会导致夜盲症甚至失明。一些特别贫困地区的孩子和大人,许多因为缺乏维生素 A 而失明了。此外,维生素 A 还可以增强呼吸系统和消化系统的抗病能力,同时还有预防上皮癌发生的作用。维生素 A 缺乏是影响我国居民尤其是农村孩子健康的一个常见问题。

26. 哪些食物富含维生素 A?

维生素 A 存在于动物性食物中,例如动物肝脏(猪肝、羊肝、鸡肝、鱼肝等)含有大量的维生素 A,所以我们要常吃动物肝脏,每周至少 1 次,每次 25 ~ 50 克(2 ~ 5 大片)即可。此外,蛋黄和牛奶中也含有维生素 A。

植物性食物中虽然没有维生素 A,但含有一种叫作胡萝卜素的物质,它可在体内转化成维生素 A。深绿色蔬菜中含有丰

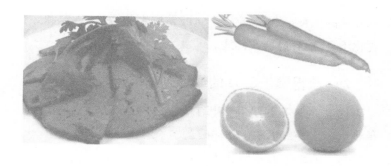

富的胡萝卜素,所以多吃深色蔬菜也可以预防维生素 A 的缺乏。富含胡萝卜素的食物有胡萝卜、韭菜、香菜、菠菜、油菜、茴香、红薯、西红柿等。一些水果中也富含胡萝卜素,如柑橘类、杏、山楂等。我们前面提到,维生素 A 要依靠脂肪才能被身体吸收利用,所以同学们要告诉家长,胡萝卜最好要炒着吃,不要生吃,这样才能更充分地吸收它的营养。

27. 经常"烂嘴角"是什么原因?

一些同学的嘴唇总是很干燥,一张嘴就会撕开伤口,严重时还会出血。这个俗称"烂嘴角",很大程度上是体内缺乏 B 族维生素所致。

那么,该怎样预防"烂嘴角"的发生呢?同学们要做到膳食平衡,不挑食,不偏食,多吃富含 B 族维生素的食物,如动物肝脏、瘦肉、禽蛋、牛奶、豆制品、胡萝卜、新鲜绿叶蔬菜等。另外,B 族维生素很容易溶于水,所以做饭时要注意,米不要过度淘洗,蔬菜要先洗后切,切后尽快下锅。

28. 人体为什么需要维生素 D?

维生素 D 可以帮助身体吸收和利用钙、磷,从而促进牙齿和骨骼的生长。缺乏维生素 D 可导致生长缓慢，骨骼和牙齿钙化不良，还容易得佝偻病。

29. 获得维生素 D 的最好方法是什么？

你也许想不到吧，晒太阳是获得维生素 D 最经济也最有效的方法！与其他维生素不能在人体内合成不同，我们的皮肤能接受太阳光中的紫外线，合成维生素 D。所以，我们平常不要总宅在家里，要多做一些户外活动，经常晒晒太阳，可预 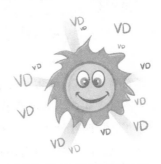 防维生素 D 的缺乏。把这些知识也告诉你的爷爷奶奶吧，这对他们也很有益处哟！

食物中的维生素 D 主要存在于海鱼、动物肝脏、蛋黄和瘦肉中。牛奶中的维生素 D 含量较低，但是有的牛奶在生产过程中人工添加了维生素 D，所以买牛奶时，注意查看外包装，以选择符合我们需求的牛奶。

30. 为什么说水也是人体必不可少的营养素？

水是人类赖以生存、维持基本生命活动的物质。俗话说"鱼儿离不开水"，其实人离开水也是不行的。一个人可以几天不吃饭，只要能保证供应足够的水分，即使体重减轻 40% 也不会死亡。但如果几天没有喝水，我们的皮肤要丢失水，排尿要丢失水，当失去的水分仅占体重的 2% 时，就会出现口渴、少尿；当失水达到体重的 10% 以上时，可出现烦躁、眼球内陷、皮肤失去弹性、全身无力、血压下降;当失水超过体重的20%时,人就会死亡。由此可见,水也是人体必不可少的营养素之一。

31. 人体需要的营养物质从哪里来?

绿色植物可以利用阳光、空气中的二氧化碳和水,通过光合作用来合成自身需要的营养物质,但属于高级生物的人类,却没这个本事,人体维持生存和各种生命活动所需要的营养物质,必须从每天吃的食物中来。例如前面提到

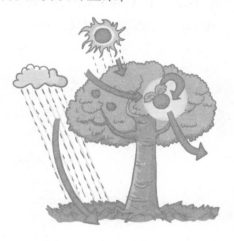

的糖类、蛋白质、脂肪、维生素、矿物质、水这六大类营养素的主要来源都是食物。我们不吃东西就会饿,会营养不良,会停止生长,会死亡,就像花草没有阳光和雨露就会凋零一样。

32. 可以通过钙片、锌片、维生素片等补充营养物质吗?

我们通常称钙片、锌片、维生素片这些物质为"营养素补充剂"。以各类食物组成的营养均衡的膳食是保证同学们健康和良好生长发育的最好措施,如果确有额外需求时,要在医生或专业营养人员指导下,在保证合理膳食的基础上,可以适

当地吃一些钙片、锌片、维生素片等作为补充，但是不能错误地认为只要吃这些补充剂就可以不吃或者少吃饭了。食物才是我们获取各种营养物质的最好来源。而且我们还要注意，许多营养物质吃多了反而会产生不良反应，对我们的健康造成危害，如维生素 A、维生素 D、锌、碘、钙等，所以选择营养素补充剂时最好遵照医生的建议。

三、多彩的食物

1. 食物多种多样,怎样进行分类?

根据食物的营养价值特点,可以把常吃的食物分为以下五大类:

第一类:谷薯类

谷类包括米、面和杂粮,平常吃的米饭、各种面食(馒头、面包、面条等)都属于这一类。

薯类包括马铃薯(也称土豆、洋芋)、甘薯(也称红薯、白薯、山芋、地瓜)、木薯、芋头和山药等。

第二类:动物性食物

动物性食物包括肉类、水产品类、奶类、蛋类等。

第三类:大豆和坚果类

大豆包括黄豆、黑豆和青豆。最常吃的大豆制品,如豆腐、豆浆、豆腐脑、腐竹、豆腐皮、豆腐干等。

坚果类包括花生、核桃、开心果、瓜子、榛子等。

第四类:蔬菜和水果类

蔬菜种类很多,又可分为根茎类(莲藕、萝卜、胡萝卜、荸荠、茭白、莴苣等)、叶菜类(白菜、甘蓝、芹菜、韭菜、油菜、茼蒿、菠菜等)、瓜茄类(茄子、西红柿、黄瓜、南瓜、冬瓜、柿子椒等)、鲜豆类(四季豆、扁豆、豇豆、豌豆、绿豆芽等)、花菜类(菜花、西兰花等)和菌藻类(平菇、香菇、金针菇、口蘑、黑木耳、银耳、海带、紫菜、螺旋藻等)。

水果包括苹果、橘子、香蕉、草莓、桃、梨、杏、葡萄、西瓜、枣等。

第五类:纯能量食物

包括动植物油、淀粉、食用糖和酒类。

2. 谷类有什么营养价值?

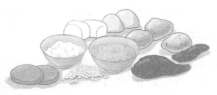

谷类食物是我国传统膳食的主体,是常说的"主食"的主要组成部分。这一类食物主要提供碳水化合物、蛋白质、膳食纤维及 B 族维生素。能量主要来自谷类,它是最经济、最重要的食物来源。谷类中蛋白质含量为 8% ~12% ,约占每天食物蛋白质来源的 50% 。

3. 大米、面粉是不是越白越好?

大米、面粉发白是因为稻米和小麦研磨程度高,但在研磨过程中,大量营养素也被丢弃了,如 B 族维生素和维生素 E、矿物质等等。加工程度越高,米面就越白,营养素损失也就越严重。因为这些营养素大多存在于稻米和小麦尖端的胚乳和表层,过度加工使胚乳和表层都丢到米糠里了。所以,白白的米饭、馒头,虽然吃起来香,但营养价值却大打折扣哟!

从表 2 和表 3 可以看出,出米率和出粉率越高(加工程度越低),营养成分丢失得越少。

表2　不同出米率大米和不同出粉率小麦的营养组成　单位:%

营养组成	大米出米率			小麦出粉率		
	92	94	96	72	80	85
水　分	15.5	15.5	15.5	14.5	14.5	14.5
粗蛋白	6.2	6.6	6.9	8~13	9~14	9~14
粗脂肪	0.8	1.1	1.5	0.8~1.5	1.0~1.6	1.5~2.0
碳水化合物	0.3	0.4	0.6	1.5~2.0	1.5~2.0	2.0~2.5
无机盐	0.6	0.8	1.0	0.3~0.6	0.6~0.8	0.7~0.9
纤维素	0.3	0.4	0.6	微~0.2	0.2~0.4	0.4~0.9

表3　不同出粉率小麦中B族维生素的比较　单位:毫克/100克

维生素种类	小麦出粉率				
	50%	72%	80%	85%	95%~100%
维生素 B_1	0.08	0.11	0.26	0.31	0.40
维生素 B_2	0.03	0.04	0.05	0.07	0.12
维生素 B_3	0.70	0.72	1.20	1.60	6.00
维生素 B_5	0.40	0.60	0.90	1.10	1.50
维生素 B_6	0.10	0.15	0.25	0.30	0.50

4. 什么是粗粮、杂粮?

平时吃的精制大米、面粉被称为细粮,除细粮以外的谷类及杂豆被称为粗粮、杂粮,主要包括小米、高粱、玉米、荞麦、燕麦、薏米、红小豆、绿豆、芸豆以及粗加工的米面等。

5. 为什么主食要"粗细搭配"?

与大米白面相比,粗粮中的膳食纤维、B族维生素和矿物质的含量要高很多,而这些营养素也正是人体容易缺乏的。比如,粗粮中含有一种叫作"膳食纤维"的营养成分,这种物质具有通便防癌、降低血脂的作用,还能够降低高血脂、高血压、糖尿病、肥胖症和心脑血管疾病的患病风险,所以应该常吃粗粮。但也要适度,如果粗粮吃太多,也会影响消化。所以,合理营养的主食应该"粗细搭配",以细粮为主,粗粮为辅。

6. 初中生每天该吃多少主食?

同学们每天应吃主食 300 ~ 400 克,其中全谷物和杂豆应占 50 ~ 100 克。请注意,这里的重量是原粮重,也就是指大米、面粉、玉米面的重量,而不是指米饭、馒头、窝头等熟食的重量。50 克大米大约能做成 110 克米饭,50 克面粉大约能做成 80 克馒头。

具体吃多少,可以根据同学们的实际情况定,以吃饱、保持身高与体重正常增长为准。男生、运动量大、年龄大点的同学可以适当多吃些。

7. 动物性食物有什么营养?

动物性食物主要提供蛋白质、脂肪、矿物质、维生素 A、维生素 D 和 B 族维生素,是优质蛋白质的主要来源,是平衡膳食的重要组成部分。如果缺乏蛋白质,就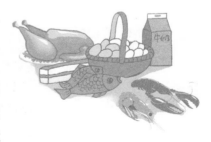会导致"营养不良"。动物性食物吃得少还会导致贫血、维生

素 A 缺乏及锌缺乏等,容易出现易疲倦、乏力、精神差、记忆力减退、上课精神不集中、抗病能力下降等情况,严重者还会导致智力发育滞后。

8. 肉类食物营养丰富,可以多吃吗?

肉类食物味道鲜美、容易饱腹,且有营养。但是肉类食物的脂肪含量较高,吃得太多容易导致营养过剩、肥胖、高血脂,所以好吃也不能多吃哟!此外,同学们要注意的是,不同品种的肉类营养价值不一样,营养学上把猪、牛、羊等畜肉称为"红肉",把鸡、鸭、鹅等禽肉和鱼肉称为"白肉",一般认为白肉比红肉脂肪含量低,其中以鱼虾类脂肪含量最低,所以可适当多吃一些。

9. 鱼虾类的营养价值更高吗?

鱼虾类水产品的蛋白质含量高,多为优质蛋白质,所以吸收利用程度较好。鱼虾类的脂肪总含量较低,脂肪中对人类健康有益的多不饱和脂肪酸含量又比较高。此外,海鱼含碘也较多。所以,从营养学的角度来看,鱼虾

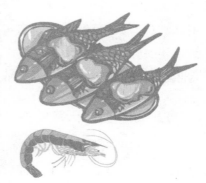

类的营养价值比较高,但它们的嘌呤含量也较高,也不能吃过多。不同种类的食物,没有绝对好坏,各有优缺点,关键是食物要多样化,合理搭配。

10. 鸡蛋有什么营养价值？

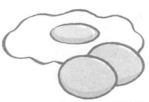

鸡蛋是一个营养价值较全面的食物。它的蛋白质是优质蛋白质，其氨基酸组成与人体需要最为接近，营养价值要优于其他动物性蛋白。蛋中的脂肪绝大部分存在于蛋黄内，且分散成小颗粒，易于吸收。蛋黄也是维生素 A、维生素 D 和维生素 B_2 的良好来源，并富含钙、磷、铁。所以，同学们每天可以吃 1～2 个鸡蛋。由于生蛋中有一些影响营养素吸收的破坏因子，所以必须煮熟后再吃。

11. 动物肝脏能吃吗？

动物肝脏含有丰富的维生素 A、铁、锌、硒等营养成分，对保护视力、预防缺铁性贫血、促进性发育等都非常重要。所以不要轻信"肝脏是解毒器官，有好多有毒物质，不能吃"等说法，要每周吃 1～2 次猪肝或羊肝，每次 25～50 克。

12. 初中生每天应吃多少动物性食物？

为了获得充足的优质蛋白质，铁、钙等矿物质和维生素等，初中生每天要吃 1 个鸡蛋，其他禽、鱼、畜肉可以换着吃，每天总量为 150～175 克。

13. 为什么说"一杯牛奶强壮一个民族"？

奶类营养非常丰富，除了不含膳食纤维，几乎含有人体所

需要的全部营养素。更为
重要的是,牛奶富含优质蛋
白质,含钙丰富,每 100 克
牛奶可提供 120 毫克钙,并
且很容易被人体吸收,是我
们补钙、保障健康成长最好
的天然食品。所以说"一
杯牛奶强壮一个民族"也
不过分。

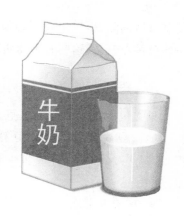

14. 豆类为什么被称为"植物肉"?

大豆原产于中国,豆腐
为中国人所发明。大豆及
其制品含有丰富的优质蛋
白、钙、B 族维生素,以及对
人体有益的不饱和脂肪酸,
是我国居民膳食中优质蛋
白质的重要来源,而且价廉

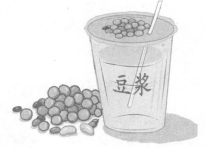

物美,故有"植物肉"之美称。另外,豆类还具有一些动物性食
物没有的优点,如豆制品脂肪含量低等。所以,同学们应该多
吃大豆制品。

15. 豆浆为什么必须煮透才能喝?

大豆含有一些可能引起中毒的物质,喝生豆浆或未煮开的
豆浆后数分钟至 1 小时,会出现恶心、呕吐、腹痛、腹胀和腹泻
等胃肠道症状。但这些物质在高温下不稳定,加热处理就可以

使其分解消除,所以生豆浆必须先用大火煮沸,再改用小火维持5分钟左右,使这些有害物质被彻底破坏后才能饮用。

16. 每天应吃多少豆类?

豆类包括黄豆、青豆、黑豆及其制品,如豆腐、豆浆、豆腐脑、腐竹、豆腐皮等。按大豆算,每天应吃 15～25 克(约半把)。25 克大豆可换算成多少克相应的豆制品(按蛋白质含量)呢?

- 95 克北豆腐
- 150 克南豆腐
- 60 克豆腐干
- 40 克豆腐丝
- 175 克内酯豆腐
- 365 克豆浆

17. 蔬菜和水果有什么营养?

蔬菜和水果的种类繁多、营养丰富。新鲜蔬菜和水果主要提供维生素 C、胡萝卜素、膳食纤维、矿物质以及有益健康的植物化学物质。此外,蔬菜

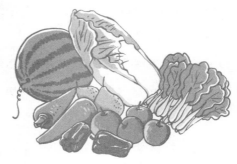

水果还能刺激胃肠蠕动和消化液的分泌,促进食欲,帮助消化。每顿饭都应有新鲜蔬菜,每天都应吃新鲜水果。

18. 不爱吃蔬菜,可以用水果代替吗?

蔬菜和水果的营养价值各有特点。一般来说,蔬菜品种远远多于水果,而且多数蔬菜(特别是深色蔬菜)的维生素、矿物质、膳食纤维和植物化学物的含量均高于水果。因此,水果不能完全替代蔬菜。

但水果中碳水化合物、有机酸和芳香物质比新鲜蔬菜多,且水果食用前不用加热,可避免很多营养素的损失,生吃可以保留更多的营养成分。因此,蔬菜也不能完全替代水果。

19. 菌藻类有什么营养?

菌藻类包括海带、紫菜、菇类,是低脂肪、低能量的食物,其蛋白质相对含量较高,又容易被人体吸收。菌藻类含有一定量的 B 族维生素、维生素 E 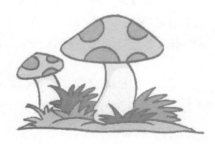 和烟酸,矿物质含量也丰富,如铁、钙、硒等的含量较高,尤其值得注意的是,藻类食物中碘的含量非常高。

除了提供丰富的营养素,菌藻类还具有保健作用。蘑菇、香菇和银耳具有提高人体免疫力和预防肿瘤的作用,香菇有降血脂作用,黑木耳有防止血栓形成和预防动脉硬化的作用。

20. 每天应吃多少新鲜蔬菜和水果?

初中生每天应吃新鲜蔬菜 400 ~ 500 克,其中深色蔬菜如菠菜、油菜、空心菜、油麦菜等不应少于 200～250 克。应坚持顿顿有蔬菜，品种多样化。水果每天应吃 300～350 克。

21. 花生、核桃等坚果有什么营养价值？

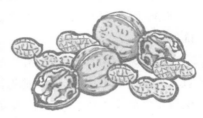

核桃、杏仁、松子、花生、榛子、栗子、腰果、葵花子、西瓜子和南瓜子等都属于坚果。坚果营养丰富，除了富含蛋白质和脂肪，还有大量的维生素 E、叶酸、镁、钾、铜、不饱和脂肪酸及较多的膳食纤维，对健康有益。科学家们研究发现，每周吃少量的坚果可能有助于心脏的健康。但因坚果含有一定量的脂肪，多吃容易长胖，所以要适量食用，每周吃 50～70 克即可。

22. 纯能量食物除了能量，就没有其他营养价值吗？

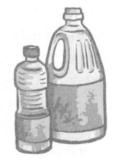

纯能量食物包括动植物油、淀粉、食用糖和酒类。顾名思义，这类食物主要是提供能量，不能多吃。但动植物油含有的脂肪是脂溶性维生素能被肠道吸收的必要条件，还可以提供维生素 E 和必需脂肪酸。同学们要知道，脂肪酸是脂肪的组成成分之一，有些脂肪酸在体内可以合成，有些不能，必须从食物获得，称为必需脂肪酸。这类脂肪酸对于保护视力、伤口愈合等都非常有益。但要注意的是，猪油、羊油或牛油等动物油含有胆固醇较多，对心血管系统不利，所以要尽量吃植物油，少吃动物油。每天油脂摄入量不能超过 25 克。

23. 日常饮食要坚持什么原则?

我们应该按照这 10 条原则来合理安排日常饮食:

(1)食物多样,谷类为主,粗细搭配;

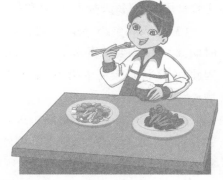

(2)每天吃多种蔬菜,保证适量水果;

(3)每天吃奶类、大豆或其制品;

(4)每天吃适量鱼、蛋、禽、肉;

(5)每天足量饮水,提倡喝白水;

(6)三餐定时定量,不盲目节食,保证吃好早餐;

(7)正确选择零食,适时适量;

(8)控油少盐,清淡饮食;

(9)每天多动少坐,充足睡眠;

(10)不吸烟,不饮酒。

24. 青春期饮食上需要特别注意什么?

青春期是一个特殊的生理时期,要特别注意以下几个方面:

(1)吃富含优质蛋白质的食物。每天吃 1~2 个鸡蛋,100~150 克鱼、禽、畜肉,牛奶不少于 300 毫升,大豆 15~25 克(相当于 95 克北豆腐、365 克豆浆、60 克豆腐干)。

(2)以谷类为主食,要吃饱。由于青春期学生所需的能量相对于成年人来说要高得多(以体重计),而谷类是人体最理想和最经济的能量来源，所以同学们应将谷类作为主食，每天食用 300 ~ 400 克，相当于 660 ~ 880 克米饭或 480 ~ 640 克馒头，同时适当添加一些粗杂粮。此外，马铃薯和红薯也可作为主食食用，建议每天摄入 90 克左右。

（3）每天喝牛奶，预防缺钙。青春期是快速长身体的关键时期，对钙的需要就更多了。牛奶是补充钙的最好天然食物。因此，应坚持每天喝牛奶，且不少于 300 毫升，以保证身高的增长。

（4）每周吃一次动物肝脏。进入青春期以后，身体对各种营养素的需求有所增加，铁也不例外。特别是女生，由于月经初潮后每月都有一定量铁的丢失，所以青春期女生更容易出现缺铁性贫血。动物肝脏中含有十分丰富的铁，每周吃一次，一次吃 25 ~ 50 克即可预防缺铁性贫血。

（5）每顿吃新鲜蔬菜、每天吃水果。每日应吃新鲜蔬菜 400 ~ 500 克，其中绿叶蔬菜类不少于 200 克。

25. 脸上长"痘痘"时饮食上要注意什么？

青春痘也叫粉刺、痤疮、痘痘，是生长发育旺盛的青少年普遍存在的皮肤问题。饮食虽然不能治疗痘痘，但良好的饮食习惯可以缓解青春痘，而进食辛辣、刺激性或油腻食物等可使其加重。所以，同学们应注意以下几点：

- 少吃高脂、高糖类食物，如奶油、肥肉、巧克力、冰激凌等；
- 少吃辛辣刺激性食物；
- 忌服补品，因为补药易诱发痤疮；
- 要多吃含维生素 A 丰富的食物，如韭菜、胡萝卜、菠菜、橘子等；

• 多吃含维生素 B_2 和维生素 B_6 丰富的食物,如动物肝脏、奶类、蔬菜类等；

• 多吃含锌丰富的食物,如瘦肉、奶类、蛋类等；

• 多吃水果和蔬菜。

另外,同学们还要保持良好的作息规律,做到这些,青春痘自然会得到缓解。

26. 复习考试期间的饮食与平时有什么不同？

复习备考期间,由于生活和学习节奏较快,大脑活动处于高度紧张状态。此时,大脑对氧的消耗增加,对某些营养素如蛋白质、磷脂、碳水化合物、维生素 A、维生素 C、B 族维生素以及铁的消耗也有所增加。所以在此期间要注意：

• 避免大脑缺氧,适当休息,保证睡眠；

• 一日三餐要吃好；

• 每天吃营养充足的早餐；

• 适当多吃鱼、蛋、奶、豆制品和瘦肉；

• 多吃新鲜蔬菜和水果；

• 少吃含糖和脂肪高的食物；

• 适当吃一些粗粮、杂粮；

• 特别注意饮食卫生。

27. 复习考试期间可适当多吃哪些食物？

在复习考试期间可多吃鸡蛋、牛奶、鱼虾、瘦肉、肝等动物性食物和豆腐、豆浆等豆制品,这些食物不仅含有丰富的优质蛋白质,还富含钙、铁、维生素 A、维生素 B_2 和维生素 D。另外,鱼虾类,尤其是深海鱼含有丰富的 DHA——一种多不饱和脂肪酸,蛋黄和豆类食品中含有一种叫作"磷脂酰胆碱"的物质,这些都可以提高大脑功能、增强记忆,所以同学们每天都要吃一个鸡蛋,多吃豆制品,适当吃鱼虾类。

蔬菜和水果中含有丰富的维生素 C 和膳食纤维。维生素 C 既可以促进铁在体内的吸收,又可以增加脑组织对氧的利用。另外,新鲜水果可以开胃,帮助消化,增加食欲。

粗粮、杂粮含有丰富的维生素 B_1 和膳食纤维。维生素 B_1 不仅对增进食欲有很好的作用,还可以帮助大脑利用血糖,让大脑更好地工作。不断地变换食物品种、花样也可增加食欲,如八宝粥、二米饭(大米和小米)等。

但同学们要知道,营养对智力、健康的作用是一个长期的过程,只是临考试前几天按照上述这些建议做是远远不够的,应该日常的每一天都要吃得多样均衡,保证身体需要。

28. 药店里有好多补脑品,可以吃吗?

虽然复习考试期间,身体对蛋白质、磷脂、碳水化合物、维生素 A、维生素 C、B 族维生素以及铁等营养物质的需求增多,但只要按照上面的建议,安排好一日三餐,吃好吃饱,保障充足的睡眠时间,适当户外活动,就可以应对紧张的备考了。平时身体比较瘦弱、消化吸收功能不是很好的同学,可以选择一些合适的营养素补充剂,但一定要去医院,在医生的指导下服用。

市场上销售的许多补脑品,有些是针对老年人的药品,有些是根本就没有获得国家批准的保健食品。有些产品可能没什么补脑健脑功效,还会对同学们的身体造成危害,所以不能盲目相信这些补脑品。学习成绩的高低,与同学们平常刻苦的学习是分不开的,根本没有捷径可走,有道是"书山有路勤为径,学海无涯苦作舟。"

29. 腹泻时应怎样安排饮食?

腹泻时在饮食上应注意以下几点:

(1)吃低脂肪的食物

禁食油腻的食物,如肥肉、香肠、油条、炸薯条、炸鸡、炸鱼等食品。食物烹调时应限制植物油的使用,以蒸、煮、烩、烧等方法为主,禁用油炸、煎、爆炒、滑溜等。因为脂肪过多不容易消化,会加重腹泻。

(2)高蛋白高能量饮食

每天蛋白质摄入量应在 100 克左右,能量为 2 500~3 000千卡。可以吃一些脂肪含量较低而蛋白质含量丰富的食物,如瘦肉、鸡肉、鱼虾、豆制品等。

(3)避免吃纤维多和粗糙的食物

• 不要吃有籽、带皮的水果、蔬菜、豆类、玉米、洋葱、蒜、菜花、全麦面包、花生等。

• 不要吃纤维含量高的食物,如韭菜、芹菜、榨菜等,这些食物会刺激肠蠕动,加重腹泻。

• 禁止食用坚硬、不好消化的肉类,如火腿、香肠、腌肉等。

• 要吃容易消化的食物,如细挂面、粥、烂米饭、豆腐等。

(4)要补充维生素和矿物质

• 水果不要多吃,要去皮,以苹果、桃子为主,酸性较强的猕猴桃、橘子、柚子等要少吃,避免对胃肠的刺激。

• 当腹泻次数较多时最好不吃或尽量少吃蔬菜和水果,

可给予鲜果汁、番茄汁等补充维生素。

● 可吃一些含维生素 A 或胡萝卜素的食物,如动物肝脏、禽蛋、胡萝卜等。

(5)补充充足的水分和含有丰富钾离子的食物

● 腹泻会引起身体脱水,因此补充充足的水分是十分必要的,要比平常多喝 3~4 杯水。

● 要多补充含有丰富钾离子的食物,如香蕉、马铃薯、鱼和肉类。

● 有一些食物对止泻有帮助,如白米饭、水煮白面条、白面包等。

● 尽量保持正常饮食次数,或维持少量多餐,食物温度要适中。

(6)注意饮食卫生

● 吃清洁卫生、不变质的食物,避免食物和水污染。

● 饭前、便后要用肥皂洗手。

● 肉蛋要煮熟。

● 新鲜蔬菜和水果要洗净。

(7)禁忌食物

● 禁食辣椒、胡椒、芥末等辛辣食物。

● 禁止吸烟和饮酒。

● 禁止饮用碳酸饮料。

● 禁食生冷瓜果、凉拌菜等。

● 如果产生胀气,则不要食用豆类食物。

● 不要食用牛奶。

30. 感冒发烧时怎么安排饮食？

感冒发烧时往往胃口不好,有的同学就不吃饭了,这样做是不合适的。因为发烧时人体代谢加快,能量和营养素消耗增加,身体也需要营养素对抗感冒。所以,感冒发烧时在饮食上应注意以下几点：

- 补充充足的水分,每天要喝 8 杯以上的水。
- 少量多次用餐。
- 清淡饮食,少吃油腻食物,如油炸食物、肥肉等。
- 多吃含维生素丰富的食物,如新鲜蔬菜和水果。
- 吃一些蛋白质含量高的食物,如豆制品、瘦肉、鸡肉、鱼虾等。
- 家长做饭时,食物颜色要丰富,并设法增加食物的香味,以刺激食欲。

四、健康的饮食行为

1. 健康的饮食行为都包括哪些？

健康的饮食行为主要包括以下几个方面：

（1）一日三餐，定时定量；

（2）不挑食不偏食，不暴饮暴食，不盲目节食；

（3）每天吃营养充足的早餐；

（4）少油少盐，吃清淡的食物；

（5）喝白开水，少喝或不喝含糖饮料；

（6）吃营养价值高的零食，要适时适量；

（7）不饮酒；

（8）少吃西式快餐，少在外就餐。

同学们对照看看，自己都养成了哪些健康的饮食行为。做得好的同学要再接再厉，做得不够的要及时改正哟！

2. 什么时候吃早、午、晚餐比较合适？

根据日常生活习惯和消化系统生理特点，同学们一日三餐的时间应相对规律。一般情况下，早餐安排在 6:30—8:30、午餐在 11:30—13:30、晚餐在 17:30—19:30 进行为宜。早餐所用时间

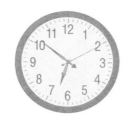

以 15—20 分钟为宜,午、晚餐以 30 分钟左右为宜,不宜过短,也不宜太长。进餐时间过短,不利于消化液的分泌及消化液和食物的充分混合,影响食物的消化,引起胃肠不适;进餐时间太长,会引起食物摄取过量。另外,进餐时应细嚼慢咽,不要狼吞虎咽。

3. 同学们一天要吃的食物怎样分配到三餐中?

三餐要定时定量,不能饥一顿饱一顿。一日三餐的食物应进行合理分配,通常以能量作为分配一日三餐进食量的标准。一般情况下,早餐提供的能量应占全天总能量的 25% ~30%,午餐占 30% ~40%,晚餐占 30% ~35%。

表 4 举例说明如何将一天的食物量合理分配到三餐中。

表4　初中生三餐食物分配举例　　　单位:克

	早餐	午餐	晚餐
谷类及薯类	120	140	140
蔬菜	120	180	180
水果	90	120	120
鸡蛋	50(一个)	—	—
畜禽肉类	15	25	20
鱼虾类	15	25	20
大豆类及制品	—	25	15
牛奶	75	100	100
植物油	7	10	8

4. 如何做营养餐？

根据当地的食物品种、季节特点和饮食习惯等具体情况，结合学生营养健康状况和身体活动水平配餐。学龄儿童青少年各类食物建议摄入量见表5。制作营养餐时，建议遵循以下原则：

（1）食物品种要丰富，经常提供富含钙、铁及维生素 A 的食物。

（2）学生餐要清淡，每人每天烹调油用量不超过 25 克、盐不超过 5 克。

（3）三餐时间安排合理，以早餐6：30—8：30、午餐11：30—13：30、晚餐17：30—19：30 为宜。

（4）合理烹调，蔬菜应先洗后切。烹调以蒸、炖、烩、炒为主，尽量减少煎、炸。烹调好的食品不应存放过久，学校食堂不制售冷荤凉菜。

表5 学龄儿童青少年各类食物建议摄入量

食物类别	食物种类	6~8 岁	9~11 岁	12~14 岁	15~17 岁
谷薯类	谷类	150~230	200~270	220~320	270~350
	薯类	25~50	50~70	50~80	50~120
蔬菜水果类	蔬菜类	300	300~400	400~450	450~500
	水果类	150~200	200~250	300~350	300~350
鱼禽肉蛋类	畜禽肉类	40~50	40~50	50~70	60~90
	鱼虾类	40~60	40~60	50~70	60~100
	蛋类	25~40	40	50	50

续表

食物类别	食物种类	6~8岁	9~11岁	12~14岁	15~17岁
奶、大豆类及坚果	奶及奶制品	300	300	300	300
	大豆类及其制品	15	15~20	20~25	25
	坚果	8~10	10	10	10

注:根据《中国居民膳食营养素参考摄入量(2023版)》中等身体活动水平能量需要量推荐

5. 暴饮暴食有什么危害?

暴饮暴食是一种危害健康的不良饮食行为,是引起胃肠道疾病和其他疾病的一个重要原因。同学们平时一日三餐,定时定量,消化系统形成了与之相适应的规律。如果突然改变饮食习惯,摄入过多的食物或饮料,可能会引起胃肠功能失调。大量油腻食物停留在胃肠内,不能及时消化,会产生气体和其他有害物质。这些气体和有害物质刺激胃肠道,很可能引发急性胃肠炎,出现腹痛、腹胀、恶心、呕吐、腹泻等症状。

另外,暴饮暴食后可引起急性胃扩张,增加发生急性胰腺炎或急性胆囊炎的危险。

6. 许多女同学为了追求苗条,经常节食,这样做对吗?

进入青春期后,同学们会逐渐注重自己的体形,这没有什么不对,爱美之心人皆有之。但是,如果过分追求以瘦为美,那就不对了。有的女同学,为了像明星、模特那样瘦,即使自己不胖,也开始盲目减肥甚至节食,在追求美的同时却忘记了盲目节食的危害。处于青春期的同学们对能量和各种营养素的需要增加,过度节食会导致消化、内分泌、免疫等多系统损害,以致营养不良,发生疾病,从而影响生长发育,女同学还可能出现月经紊乱和闭经。要记住:体格匀称,身体健康才是最美的!

7. 边玩边吃饭,边看电视边吃饭,会产生哪些不良影响?

做什么事都要一心一意,吃饭也是如此。吃饭时就要专心吃饭,不能边吃边玩,也不能边吃饭边看电视或写作业。吃饭时做别的事就会忽视了食物的味道,影响食欲。边吃饭边看书或看电视还会增加大脑负担,抑制消化器官功能,致使消化液减少,影响食物的消化吸收。吃饭时运动,也会使流向消化器官的血液减少,影响胃肠道蠕动。长此以往,就会造成消化不良,影响我们的生长发育和健康。

8. 为什么每天都要吃早餐?

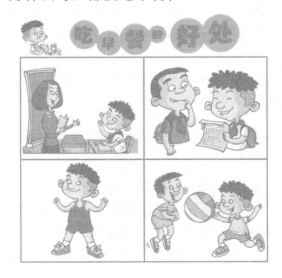

俗话说"一年之计在于春,一日之计在于晨",吃饭也是如此。吃好早餐是完成一天生活和学习任务的重要保证。早餐可以提供同学们一上午学习和活动所需要的能量、营养素。如果早餐吃不好,就不能很好地完成各项学习任务。这好比我们开汽车去某地,如果出发前不给汽车加足油,跑到半路汽车就得"罢工",不能按计划到达目的地了。

9. 经常不吃早餐对身体有什么危害?

经常不吃早餐会影响同学们的健康和学习,主要危害有:

(1)引起能量和营养素摄入不足。不吃早餐的同学,全天的能量和蛋白质、碳水化合物等营养素的摄入明显低于吃早餐的同学。长期不吃早餐的同学会引起钙、铁、锌摄入不足,严重时还会出现营养缺乏症,如营养不良、缺铁性贫血等。

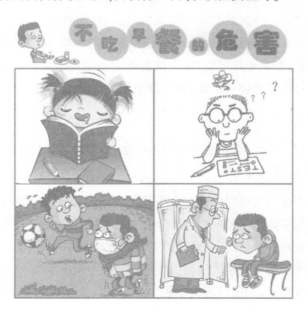

（2）导致肥胖。一些同学以为不吃早餐可以减肥，其实正好相反。不吃早餐的同学更容易饿，吃午饭时会狼吞虎咽，不知不觉吃下过多的食物，而多余的能量就在身体内转化成脂肪。长此以往，脂肪在皮下堆积，引起肥胖。

（3）引起胃炎、胆结石。长期不吃早餐可引起胃炎、胆结石等消化系统疾病，从而影响身体健康。

（4）影响学习。不吃早餐使大脑缺乏动力，导致同学们精力不集中、易疲劳、思考问题不积极。

10. 上午上体育课时有个女同学晕倒了，怎么回事？

我们进行各种活动所需要的能量都是由体内的血糖提供的。血糖从哪里来呢？当然也来自食物，以主食提供的最多。进食后，体内血糖浓度就会升高，并保持一段时间，以维持生命活动，然后下降，这时就需要我们再进食，如此循环，使体内血糖保持在一个稳定的水平。经过一晚上的睡眠，体内的血糖浓度较低，如果不吃早餐，血糖就会供应不足。如果此时上体育课进行剧烈的体育活动，很可能出现低血糖性休克，就会发生晕倒。

11. 不吃早餐会影响学习能力和学习成绩，是不是有点危言耸听？

在这里告诉同学们一个小秘密，能够直接提供大脑运行所需要能量的是一种叫作"葡萄糖"的物质，也就是我们平常所说的血糖，它是我们前面介绍的碳水化合物的一种，其他任何物质都不能直接给大脑提供能量。经过一晚上睡眠，体内的血糖浓度较低，如果再不吃早餐，血糖不足，大脑就会缺乏动力，反应迟钝、注意力不集中,不知道老师在黑板前讲什么,以致学习效率低下,进而影响学习效果。

科学家们做过一个试验,把学生分为三组,第一组不吃早餐,第二组早餐质量差,第三组早餐营养充足。通过测试发现,不吃早餐和早餐质量不好的学生,上午第一、二节课就出现精力不集中、疲劳、思考问题不积极,第三、四节课时上述现象更加明显,加减法运算、逻辑思维、判断能力等都会降低,在不吃早餐或者不重视早餐质量的同学中,有三分之一的人文化课不及格。而早餐吃得好的学生,则精力充沛,思考问题积极,文化课不及格的学生明显比不吃早餐或早餐吃得不好的学生少。所以科学证明,要想学习好,营养早餐少不了!

12. 什么是营养充足的早餐?

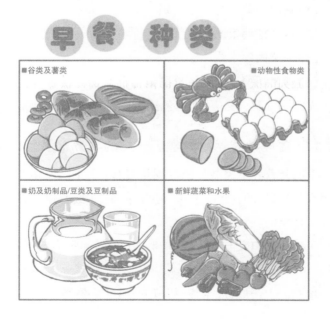

　　在这里教给同学们一个判断早餐营养是否充足的简单方法。先将早餐吃的食物分为四类：(1)谷类及薯类；(2)动物性食物；(3)奶及奶制品/豆类及其制品；(4)新鲜蔬菜和水果。同学们还记得这几类食物都包括哪些食物吗？看看第三章"多彩的食物"吧。

　　如果每天的早餐都包括上述 4 类食物，那就是质量好的早餐或者说营养早餐；如果只有 3 类，可以认为这顿早餐质量较好；但如果只有 2 类或者 1 类，那这顿早餐质量就很差了。

13. 你能只用两种食物，就配出营养充足的早餐吗？

同学们想出来了吗？来看看下面几款设计吧：

(1)猪肉白菜馅包子 + 牛奶

(2)西红柿鸡蛋面 + 豆浆

(3)油菜肉丝米线 + 酸奶

(4)鸡蛋胡萝卜炒饭 + 豆腐脑

大家说说看，每一款如何包括了 4 类食物！

14. 营养学家能给同学们一周的早餐食谱范例吗？

　　下面是营养学家制作的一周早餐食谱。同学们可以此为参照，制定自己的食谱。米饭、馒头、面条、米线都属于谷类，可以互相替换的哟！

星期一　　肉菜包子(猪肉/牛肉/羊肉 + 韭菜/芹菜/大葱等)、豆腐脑

星期二　　蛋炒饭(米饭、胡萝卜、鸡蛋)、牛奶

星期三　肉夹馍(饼、红烧肉/酱牛肉、青椒、香菜)、豆浆

星期四　枣泥窝头(玉米面、面粉、大枣等)、拌黄瓜、煮鸡蛋、牛奶

星期五　馒头,鸡蛋羹、炝拌莴苣,牛奶

星期六　白菜猪肉饼,八宝粥(高粱米、紫米、红小豆、糯米、花生米、红枣)、芹菜拌黄豆

星期日　疙瘩汤(标准粉、鸡蛋、西红柿、香菜、香油)、馒头、五香鹌鹑蛋、酸奶

15. 怎样才能吃好午餐?

经过一上午紧张的学习,从早餐获得的能量和营养物质不断被消耗,需要进行及时补充,为下午的学习提供能量和营养素。因此,午餐在一天三餐中起着承上启下的作用。午餐提供的能量应占全天所需总能量的 30% ~ 40%,以一个 14 岁男生每日能量摄入 2 600 千卡为例,谷类的量应在 140 克左右,可选择米饭或面食(馒头、面条、麦片、饼、玉米面发糕等),动物性食物 50 克,大豆 20 克或相当量的制品,蔬菜 200 克。

16. 晚餐应该吃多少?

晚餐与次日早餐间隔时间很长,所提供能量应能满足晚间活动和夜间睡眠的能量需要,所以晚餐在一日中也占有重要地位,提供的能量应占全天所需总能量的 30% ~35%。晚餐谷类食物应在 140 克左右,适当增加粗粮、杂粮,动物性食物 40 克,大豆 10 克或相当量的制品,蔬菜 200 克。如果同学们晚上

学习到很晚,可以喝杯牛奶,补充营养,也能睡得好。

晚餐不宜吃得太多。一般情况下同学们晚上活动量较小,能量消耗低,多余的能量就会转化成脂肪储存在体内,导致肥胖。此外,晚餐吃得过多,会加重消化系统的负担,还会使大脑保持活跃,造成多梦妨碍良好睡眠等。因此,晚餐一定要适量,少吃脂肪含量多的食品、要吃易消化的食物。

17. 为什么我们要每天喝奶?

前面说到,奶类营养价值丰富,优质蛋白质和钙含量高,对同学们的生长发育十分重要。大家都希望自己个子高些。那你知道怎样才能长得高些吗? 一个人个子的高低,可以说是由骨骼长度决定的。如果钙的摄入不足或者缺乏,就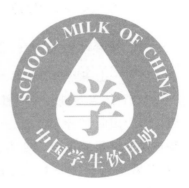会影响骨骼的生长和发育,如果再不爱运动,那个子就长不到理想的高度。另外,如果同学们现在骨骼发育不好,到老年后还容易发生骨质疏松症,易引起骨折。因此,应该养成每天喝奶的好习惯。

18. 初中生每天应该喝多少奶?

同学们每天需要摄入 1 000 毫克的钙。但调查发现,从日常饮食中获得的钙远远不够。所以每天至少应喝 300 毫升牛奶、羊奶或其他奶类,或 300 克酸奶,或 25 克奶粉,以获得足够的钙。

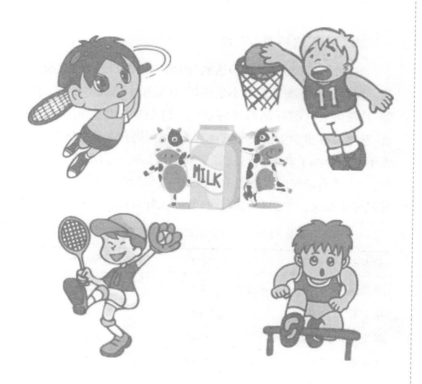

19. 如果喝奶不舒服怎么办？

在现实生活中，有的同学喝奶后会出现肚子胀、肚子痛或拉肚子等不舒服的情况，这在医学上被称为"乳糖不耐受症"，主要是因为体内缺乏一种叫作"乳糖酶"的东西，所以没法分解奶中的乳糖。这不是一种病，所以不要惊慌，或者不好意思，亚洲人这种情况比较多见。那怎么办呢？首先，不要空腹喝奶，最好先吃点饼干、馒头等；其次，刚开始时不要一次喝太多，先喝50毫升，没有不适后再慢慢加量。如果还不能适应，那就改喝酸奶，还不行的话，改喝豆浆。

20. 乳酸饮料是奶吗？

好多同学都喜欢喝乳酸饮料,因为它们的口味好,酸酸甜甜。但是这些乳酸饮料都不是纯奶,而是用牛奶或奶粉、水、白糖、柠檬酸或乳酸配制而成的饮料。这些饮料中奶的含量很低,基本没有多少蛋白质和其他营养素,跟奶有本质的区别,千万不能以为喝了乳酸饮料就等于喝了奶!同学们在购买牛奶时,一定要看清包装上有没有"饮料"或"饮品"字样,如果有,就最好不要买。牛奶和乳酸饮料营养成分对比见表6。

表6　100克牛奶和乳酸饮料营养成分

营养成分含量	牛奶	乳酸饮料
蛋白质(克)	3.0	0.9
维生素 A(微克 RE)	24	2
维生素 B_1(毫克)	0.03	0.01
维生素 B_2(毫克)	0.14	0.02
钙(毫克)	104	14
铁(毫克)	0.3	0.1
锌(毫克)	0.42	0.04
硒(毫克)	1.94	0.89

21. 有的同学晚上经常会腿疼,甚至出现抽筋,这是怎么回事？

青春期一个显著的变化是个子长得很快,这是由于骨骼生长迅速,不断变长变粗。这会对骨膜产生刺激,出现疼痛和酸胀的感觉。尤其是晚上入睡后,身体的生长激素分泌旺盛,体内对钙的需求更多,疼痛感觉更明显。出现这种情况说明目前的钙摄入量可能不够,不能满足需要,应该多吃些含钙丰富的食物,如睡前喝杯牛奶。如果情况严重,要及时就医。

22. 为什么提倡喝白开水?

在我们的日常生活中,各种饮料的广告不绝于耳,商店里包装各异的饮料琳琅满目,让人目不暇接。好多同学平常都买饮料喝,有的同学基本不喝白开水。其实,煮沸后自然冷却的白开水才是最好的饮料。白开水不仅解渴,还最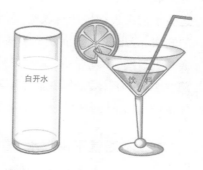容易被身体吸收,以起到促进新陈代谢,调节体温的作用。而饮料的主要成分虽然是水,但大多数饮料含糖量高,还有色素、香精、防腐剂等物质,常喝容易长胖、患龋齿、个子矮小,还容易骨折。所以说,白开水才是同学们的最佳选择。

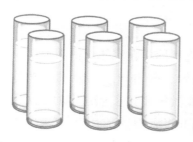

23. 每天应该喝多少水?

除了日常饮食,同学们每天应该喝 1 100 ~ 1 400 毫升的水,也就是 6 ~ 7 杯,以补充日常活动和体内代谢的消耗。

24. 饮水不足有什么危害？

饮水不足或失水过多，均可引起体内缺水。在正常的生理条件下，人体通过尿液、粪便、呼吸和出汗等途径丢失水。这些丢失的水量为必需丢失量，通过足量饮水即能补充。但还有一种是病理性水丢失，例如腹泻、呕吐、胃部引流和瘘管流出等，这些水的丢失如果严重就需要通过临床补液来处理。随着水的缺失，会出现一些症状。当失去的水量达到体重的2%时，会感到口渴，出现尿少；失水量达到体重的10%时，会出现烦躁、全身无力、体温升高、血压下降、皮肤失去弹性；失水量超过体重的20%时，会引起死亡。

25. 不渴就不用喝水，渴了再喝，这样做对吗？

通常情况下，大家都习惯渴了才喝水。其实，"口渴"是身体缺水时发出的信号，这种"口渴"了才喝水的习惯并不利于身体健康。因此，同学们平时就要注意补充水分，少量多次，每节课课间都喝一次水，每次100~200毫升，千万不要等渴了再喝水。

26. 夏季如何补充水分？

夏季天气炎热，出汗较多，有些同学在室外玩得满头大汗时，常常贪喝冷饮（如冰镇汽水等）。殊不知，冷饮喝得过多对身体无益。因为胃肠黏膜对冷刺激非常敏感，喝过多的冷饮会使胃肠道血管突然收缩，从而引起腹痛、腹泻。所以，夏天也要少吃冰品，少喝冷饮，要以凉白开为主，喝水量要稍多，少量多次。

27. 大量运动后如何补水？

大量运动后最好适当休息一下,然后少量多次地喝些凉白开、绿豆汤等。不能喝过冷的水,因为运动后体温上升,如果服用过冷的水,会强烈刺激胃肠道,造成胃肠功能紊乱。大量运动后也不能一次大量喝水,短时间摄入大量的水,会使血容量迅速增加,心脏负担突然加重,导致心肺功能异常。此外,大量补水后会引起急性水中毒,使人头晕、呕吐或产生幻觉,使人昏迷,甚至死亡。

28. 为什么说饮料是"甜蜜的陷阱"？

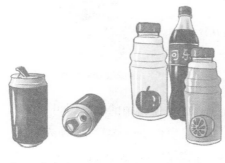

我们平常喝的饮料大多是含糖饮料,如可乐、汽水等碳酸饮料、茶饮料、果汁饮料等,大多以糖、香精、色素加水制成,有些饮料中还加有咖啡因,喝起来口感清爽甜美。但许多科学研究表明,常喝这些饮料,会影响同学们的健康:

(1)引起肥胖:含糖饮料中糖含量过高,常喝会造成能量过剩,引起肥胖。你知道一瓶 600 毫升可乐含有的能量需要做多长时间的运动才能消耗掉吗？答案是:假设体重是 40 公斤,那需要快步走 150 分钟或跑步 70 分钟,才能消耗掉一瓶饮料的能量。

(2)干扰记忆:咖啡和碳酸饮料中的咖啡因对同学们的记

忆有干扰作用。美国科学家研究发现,凡饮用含咖啡因饮料多的学生,夜间入睡慢、睡眠减少、容易醒,白天易犯困,注意力不易集中。

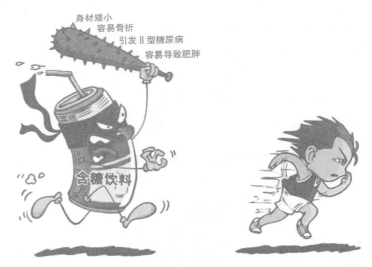

（3）影响骨骼发育:咖啡和碳酸饮料中的咖啡因可增加尿钙排泄,从而影响骨骼的正常生长发育,使身材矮小,容易骨折。

（4）影响食物消化吸收:吃饭时喝较多饮料,会降低胃酸的浓度,影响食物的消化和吸收。

（5）容易患龋齿:饮料中的糖和碳酸饮料中的酸性物质都会损害我们的牙齿。喝饮料后如果再不及时漱口,更容易患龋齿。

29. 碳酸饮料会产气,喝多了会把胃撑破吗?

把碳酸饮料摇晃一下,就会看到许多小气泡,喝到胃肠道里还会打嗝,这是因为碳酸饮料中含有小苏打（碳酸氢钠）,会产生二氧化碳气体。中央电视台的一个栏目做过试验,碳酸饮料虽然产气,但还不至于把肚子撑破,因为我们可以通过打嗝、放屁等把气体排出。但是,同学们要注意的是,小苏打是一种弱酸性物质,酸度比胃酸(只有在酸性环境下,食物才能被消化)要低,如果吃饭时喝太多饮料,就会冲淡胃酸的浓度,影响食物的消化和吸收,吃进去的食物不仅会被浪费,还会引起胃肠道疾病。此外,碳酸饮料中的酸性物质会损害牙齿。英国的一项研究表明,92%的 14 岁英国儿童因喝碳酸饮料和汽水而导致牙齿的保护外层被腐蚀,从而使牙齿变脆弱、牙齿边缘变薄或碎裂。

30. 为什么不能常吃油条(饼)?

油条(饼)是我国传统的早餐食品之一,因方便、可口而赢得了许多居民的喜爱。但如果你了解其制作过程,就会对它"敬而远之"了。它的危害是:

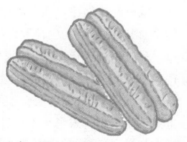

(1)营养素被严重破坏。炸油条(饼)时,由于加碱和高温作用,维生素 B_1 几乎全被破坏,维生素 B_2 也被破坏了近50%。

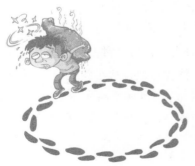

(2)油炸会明显增加食物的能量,长期吃油条(饼)等高能量食物,会增加超重肥胖的风险。

(3)油被反复高温使用可产生有害物质。食用油在超过 180℃ 时,会发生反应,产生许多对身体有害的物质。油温越高，反复高温的次数越多，产生的有害物质就越多，人吃了后会出现头晕、恶心、呕吐、腹泻等，长期食用还有致癌的可能。

总之，油条（饼）不宜常吃和多吃，也要少吃其他油炸食品。

31. 为什么不能把方便面当正餐吃？

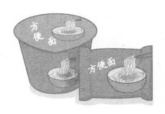

好多同学常把午饭的钱省下来买方便面吃，这样做是不对的。市场上的方便面主要成分多为碳水化合物和油脂，配料也仅为一点点汤料和调味料，所提供的维生素、矿物质和膳食纤维微乎其微。因此，仅吃方便面除了能饱腹和获取能量，很难满足我们生长发育的全面需要。

另外，一袋（碗）方便面提供的盐约为 5 克，如果一天食用 1 ~ 2 袋（碗）方便面，则通过吃方便面就已摄取食盐 5 ~ 10 克，若是再加上其他食品，至少还可能摄入 5 克左右的食盐。根据世界卫生组织每人每天不超过 5 克食盐的建议，食盐摄入量已远远超过了标准，随之而来的就是患高血压的可能性增加了。所以，要尽量少吃方便面，更不能把方便面当正餐来吃。

32. 吃得过咸对健康有什么影响？

国内外的许多研究表明，日常饮食摄入过多的食盐是导致高血压发病的重要原因之一。饮食习惯是从小养成的，如果从小就习惯吃咸的食物，到成年以后更容易得高血压。反之，如果从小养成清淡少盐的饮食习惯，就可以降低成年后患高血压的风险。

33. 每天如何吃盐比较合适？

盐的主要成分是钠,除了食盐,平常食用的天然食物中都含有一定量的钠,像肉、蛋、鱼、蔬菜,甚至水中都有。此外,酱油、味精、咸菜、香肠、烟熏食品都是高盐食物。

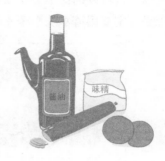

《中国居民膳食指南(2022)》建议,每人每天食盐的摄入量以不超过 5 克为宜,大约就是 1 个啤酒瓶盖容量那么多。这 5 克不仅指炒菜用的食盐,还包括酱油和其他食物中的食盐。

34. 同学们能吃零食吗？

零食是指正餐(早餐、午餐、晚餐)以外所吃的所有食物和(或)饮料,但不包括水。既然零食是食物,它或多或少地都含有一定的营养。由此看来,在适当的时间选择适宜的零食也有益于健康,例如上午 10 点以牛奶、鸡蛋作为加餐,下午吃个水果等。但零食所提供的能量和营养素远不如正餐所提供的全面而均衡,且常吃零食或吃过多零食会引起蛀牙、降低食欲及营养素摄入不全面,进而影响良好的生长发育等。

所以,同学们可以适当吃零食,但是要少吃,并且要吃有营养的零食。

35. 哪些食物可以作为零食？

零食应选择营养价值高、干净卫生的食品,例如可生吃的蔬菜(如黄瓜、西红柿等),各种水果,含糖量低的糕点、花生、核桃等坚果，鸡蛋（卤蛋），富含优质蛋白质的肉干或豆腐干等。也可以选择牛奶绿豆汤、豆浆等做饮品。要注意，蔬菜水果一定要用清水洗干净才能吃。

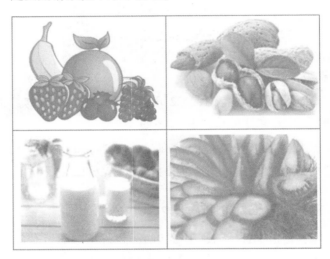

36. 哪些食物不适合作为零食？

科学家调查发现，许多同学最常吃的零食往往都是营养价值低的，如各种膨化食品（薯片、薯条、

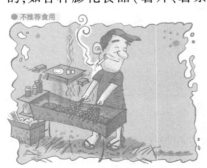

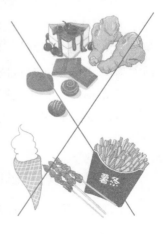

虾条等)、糖果(口香糖、泡泡糖、棒棒糖等)、冰棍、各种饮料、果脯、方便面等,这些食物都不适合作为零食。另外,各种街头小食品很可能不卫生,所以也不宜选用。

37. 如何看营养标签选购食物?

营养标签是食物营养的"身份证",我们可以从中读到这种食物的营养信息。在食品包装袋上,营养标签主要是以"营养成分表"体现的。2013 年 1 月 1 日起实施的《预包装食品营养标签通则》要求,所有预包装食品必须标示能量和核心营养素,即"1 + 4",一个都不能少。"1"是指能量,"4"则是指蛋白质、脂肪、碳水化合物、钠的含量值及其占营养素参考值的百分比。

表 7 是一张营养标签。

表 7　营养成分表

项目	每 100 克(g)	营养素参考值% 或 NRV%
能量	1 823 千焦(KJ)	22
蛋白质	9.0 克(g)	15
脂肪	12.7 克(g)	21
碳水化合物	70.6 克(g)	24
钠	204 毫克(mg)	10
净含量:200 克		

第一列表示这种食物中包含的营养成分,第二列表示每100 克(毫升)和/或每份该食物中各营养成分的含量。同学们在买食品或者买零食的时候,要注意选择第二列中能量低、脂肪含量少(尤其不要选择含有反式脂肪的食品)、蛋白

质高、低钠的食品,也可以选取膳食纤维、维生素、矿物质含量多的食物。第三列表示通过这种食物,摄入的这种营养素占营养素参考值的百分比。这个值让我们心中有数,控制食用量。

总之,营养标签可以帮助同学们比较不同产品营养素的含量,合理科学地选择食物重量和数量。超重和肥胖的同学可以重点查看食品标签中能量和脂肪的含量。

38. 什么时候不可以吃零食?

即使是营养价值高的零食,也不意味着随时都可以吃。吃零食也有讲究哟:

(1)正餐前1小时内不要吃零食,否则会影响正餐。

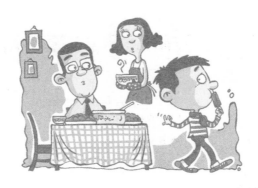

(2)看电视时不要吃零食。因为这样做,可能会受电视上食品广告的诱惑,食欲大开,会吃过量的零食,也可能由于注意力在电视上,不知不觉中也会吃进过量零食。另外,看电视本来就是能量消耗很低的活动,想想看,如果我们只吃却不动,肥胖就会找上我们。

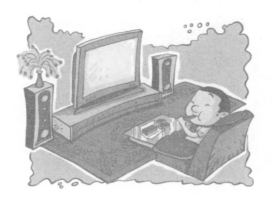

（3）临睡前不要吃零食。这是因为人睡觉时能量消耗很低，比看电视时还低。睡觉前吃的零食中含有的能量得不到消耗，长此以往，就会变成脂肪堆在我们身上了。另外，如果睡前吃零食还不刷牙，龋齿离我们也不远了。

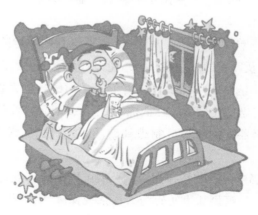

（4）任何时候吃零食都不能吃太多，更不能用零食代替正餐。

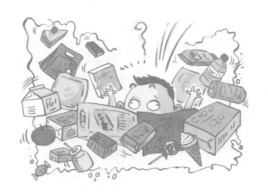

39. 为什么同学们不能吸烟?

吸烟会严重危害同学们的身心健康：

(1)影响大脑机能。吸烟会导致大脑的思维、记忆与判断等机能相应减弱,使大脑处于缺氧状态,影响同学们的学习能力。

(2)影响性发育。同学们正处于性发育的关键阶段,吸烟对性发育及以后的性功能和生殖能力都可能产生不良影响。

(3)影响呼吸系统发育。由于同学们的呼吸系统尚未发育完善,对烟雾比较敏感且抵抗力低下,在烟雾的长期熏灼、刺激下,呼吸器官的防御机制遭到破坏,易引发急、慢性呼吸道炎症。

(4)影响外表和精神面貌。吸烟可以使牙齿变黄,给人以不洁外观;口喷烟味也妨碍与人谈话或交际;吸烟使人面色苍白,看上去容颜衰老。另外,一些烟瘾较重、但烟草来源又十分困难的学生常常会躲着家长、老师偷偷摸摸地吸烟,也常因此而受到斥责与鄙视。

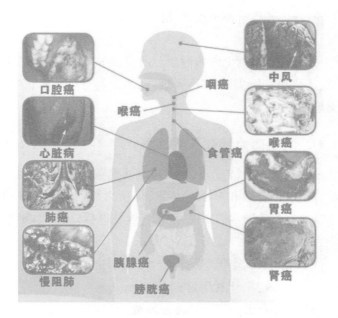

（5）容易患肺癌。科学家已经证实，长期吸烟者比不吸烟者肺癌发病率高出 10 ~ 20 倍；而且吸烟史越长，发病率也越高。开始吸烟的年龄越早，肺癌死亡率越高。

（6）容易患冠心病。近年因吸烟使许多年轻人早早地罹患冠心病，吸烟者冠心病的死亡率为不吸烟者的 2.7 倍。

（7）易患上烟瘾及产生依赖性。儿童青少年时期就开始吸烟的人，比成年后开始吸烟的人更有可能成为终身吸烟者，更容易对烟草中的尼古丁（一种有毒物质）产生依赖。

40. 吸烟是一个很酷的行为吗？

许多男同学觉得吸烟很帅。如果你这么想，你就"out"了。吸烟的人不仅不帅，还是世界上"最不可爱的人"：牙齿变黄，口味重,身体各器官都被损害,精神面貌差,缺乏年轻人应有的朝气。

另外,被动吸烟也影响健康。所以,同学们不仅自己不要吸烟,还要劝家长、朋友都不吸烟,大家一起行动起来,保持一个无烟的环境。

41. 同学们为什么不能饮酒?

白酒除了含酒精,几乎不含其他营养素。啤酒、果酒虽含有少许碳水化合物和 B 族维生素,但所含酒精对于肝脏功能尚未发育完善的同学们来说,危害仍然是很明显的。饮酒带来的危害有:

(1)出现食道炎和胃炎;

(2)出现头痛,干扰学习;

(3)损害肝脏,长期饮酒会形成脂肪肝,引起肝炎和肝硬化;

(4)降低食欲,使食物摄入量减少,以致发生多种营养素缺乏,导致营养不良;

(5)由于同学们身心发育尚不成熟,自制力较弱,一旦饮酒,极易醉酒,不但对身体健康不利,更为严重的是醉酒后容易做出种种不理智的行为,引发一系列社会问题。

42. 为什么同学们从小就要养成健康的饮食习惯?

中小学时期不仅是同学们学习的关键时期,也是性格、行为习惯形成和发展的关键时期,这个时期的一些不良习惯往往会持续一生,会对一生的健康带来不良影响。如果同学们在这个时期习惯吃咸的,那么长大后口味还是会偏咸,就容易造成高血压;如果这时候不喜欢吃某种食物,如牛奶,长大后也很有可能不爱喝,这样不仅会影响现在长个子,还使得年老后容易发生骨折,影响生活质量。当然,与成年人相比,同学们现在的一些行为和习惯还比较容易改变。所以,同学们要从现在做起,改掉坏习惯,养成健康的饮食习惯,受益一生。

五、营养不良的危害及预防

1. 哪些人容易发生营养不良？

营养不良在成人和儿童中都有发生，但处在生长发育阶段的儿童更为敏感。处于生长发育阶段儿童的营养素需要量迅速增加，如果此时吃不饱，或者挑食、偏食，吃得不全面、不均衡，就容易发生营养不足，出现身材矮小、消瘦，以及微量元素摄入不足的一些症状，如贫血、口角炎等；如果吃得过多，活动量又不够，就会造成超重肥胖，影响身心健康。

2. 初中生常出现哪些营养问题？

根据对全国中小学生的调查发现，缺铁性贫血、锌缺乏、维生素 A 缺乏、营养不良（消瘦）、生长迟缓（身高不足）、肥胖等是较常见的营养问题。看看下面的数据吧（见表8、表9）。

表8 2015 年我国 6～17 岁城乡男女生营养不良的发生率（%）

年龄（岁）	城市男生		乡村男生		城市女生		乡村女生	
	生长迟缓	消瘦	生长迟缓	消瘦	生长迟缓	消瘦	生长迟缓	消瘦
6	1.3	10.8	1.0	9.4	0.9	10.3	0.8	7.1
7	1.0	12.5	2.7	9.0	0.8	12.3	2.8	9.4
8	1.6	3.9	1.9	6.2	0.5	6.5	1.6	6.0

续表

年龄（岁）	城市男生		乡村男生		城市女生		乡村女生	
	生长迟缓	消瘦	生长迟缓	消瘦	生长迟缓	消瘦	生长迟缓	消瘦
9	1.5	9.9	2.5	9.1	0.5	10.9	1.8	12.6
10	1.7	10.5	3.6	9.5	0.7	9.4	3.1	9.0
11	0.7	9.0	2.4	13.8	0.3	5.8	2.4	8.0
12	0.3	10.5	1.1	15.7	0.2	5.5	1.7	6.3
13	0.3	10.1	1.7	14.6	0.2	4.2	2.7	6.4
14	0.0	10.6	0.9	13.1	0.4	4.5	3.0	7.7
15	1.5	8.0	0.9	9.6	2.3	3.7	3.0	4.3
16	1.2	8.4	0.8	10.6	1.3	5.8	3.9	5.5
17	0.8	9.4	2.1	14.2	3.0	5.8	3.9	3.5
18	1.0	9.2	1.9	11.1	1.0	6.8	2.6	7.1

注：来自《中国居民营养与健康状况监测报告（2020 年）》

表 9　2019 年我国中小学生低血红蛋白率的城乡分布（%）

年龄（岁）	城市男生	农村男生	城市女生	农村女生
7	9.93	11.19	10.95	11.19
9	7.79	8.41	7.37	9.17
12	8.95	9.76	12.81	14.72
14	3.41	4.62	15.69	14.84

注：来自《2019 年中国学生体质与健康调研报告》

　　7 岁、9 岁血红蛋白（Hb）≤115 g/L，12 岁、14 岁血红蛋白（Hb）≤120 g/L

3. 同学们怎么知道自己是不是营养不良呢?

一般通过体格检查(包括测量身高、体重、皮下脂肪厚度、胸围、腹围等指标)来了解身体生长发育情况和营养状况,其中身高和体重是最为重要的指标。个子太矮、体重太轻都是营养不良的表现;相反,如果体重太重就是营养过剩的表现,属于另一类营养不良。处于生长发育阶段的同学们年年都在长,年龄不同,性别不同,同学们的身高和体重标准就不一样。所以,每年都应参加学校安排的体检,测量身高、体重、血红蛋白等,及时了解自己是否发育正常,是否出现营养不良。

4. 怎样判断自己是不是消瘦?

同学们可以用身高和体重来判断自己是否消瘦。首先,用身高(米)和体重(公斤)计算出一个指数,叫作体质指数(英文用 BMI 表示)。体质指数 = 体重 ÷ 身高^2。据此,对照下面的表10,找到自己的年龄组,来判断是否消瘦。

表10　11~17岁男女生消瘦判断标准(年龄别 BMI)

年龄(岁)	男生		女生	
	中重度消瘦	轻度消瘦	中重度消瘦	轻度消瘦
11.0 ~	≤14.2	14.3 ~ 14.9	≤13.7	13.8 ~ 14.3
11.5 ~	≤14.3	14.4 ~ 15.1	≤13.9	14.0 ~ 14.5
12.0 ~	≤14.4	14.5 ~ 15.4	≤14.1	14.2 ~ 14.7
12.5 ~	≤14.5	14.6 ~ 15.6	≤14.3	14.4 ~ 14.9
13.0 ~	≤14.8	14.9 ~ 15.9	≤14.6	14.7 ~ 15.3
13.5 ~	≤15.0	15.1 ~ 16.1	≤14.9	15.0 ~ 15.6

续表

年龄(岁)	男生		女生	
	中重度消瘦	轻度消瘦	中重度消瘦	轻度消瘦
14.0 ~	≤15.3	15.4 ~ 16.4	≤15.3	15.4 ~ 16.0
14.5 ~	≤15.5	15.6 ~ 16.7	≤15.7	15.8 ~ 16.3
15.0 ~	≤15.8	15.9 ~ 16.9	≤16.0	16.1 ~ 16.6
15.5 ~	≤16.0	16.1 ~ 17.0	≤16.2	16.3 ~ 16.8
16.0 ~	≤16.2	16.3 ~ 17.3	≤16.4	16.5 ~ 17.0
16.5 ~	≤16.4	16.5 ~ 17.5	≤16.5	16.6 ~ 17.1
17.0 ~	≤16.6	16.7 ~ 17.7	≤16.6	16.7 ~ 17.2
17.5 ~ 18.0	≤16.8	16.9 ~ 17.9	≤16.7	16.8 ~ 17.3

注:来自《学龄儿童青少年营养不良筛查》WS/T 456—2014

例如,女生王某,11 岁 8 个月,身高是 1.52 米,体重是 33 公斤,那么她的体质指数是:33 ÷ 1.52 ÷ 1.52 = 14.3。我们再对照 11.5 岁 ~ 这个年龄组的女生(表 10 中涂灰色的地方),王某的体质指数在 14.0 ~ 14.5,所以,她属于轻度消瘦。

5. 怎样判断自己是不是身材矮小或生长迟缓?

利用身高和年龄,对照下面的表 11,找到自己的年龄组,就可以简单地判断出自己是否长得矮,是否生长迟缓。

表 11　11 ~ 17 岁男女生身材矮小和生长迟缓的判断标准
(年龄别身高,厘米)

年龄(岁)	男生		女生	
	生长迟缓	身材矮小	生长迟缓	身材矮小
11.0 ~	≤129.1	129.2 ~ 131.8	≤128.6	128.7 ~ 130.6
11.5 ~	≤130.8	130.9 ~ 134.0	≤131.0	131.1 ~ 133.4

续表

年龄(岁)	男生		女生	
	生长迟缓	身材矮小	生长迟缓	身材矮小
12.0 ~	≤133.1	133.2 ~ 136.5	≤133.6	133.7 ~ 135.6
12.5 ~	≤134.9	135.0 ~ 138.5	≤135.7	135.8 ~ 137.4
13.0 ~	≤136.9	137.0 ~ 141.0	≤138.8	138.9 ~ 140.6
13.5 ~	≤138.6	138.7 ~ 143.0	≤141.4	141.5 ~ 143.3
14.0 ~	≤141.9	142.0 ~ 146.6	≤142.9	143.0 ~ 145.1
14.5 ~	≤144.7	144.8 ~ 149.5	≤144.1	144.2 ~ 146.5
15.0 ~	≤149.6	149.7 ~ 154.0	≤145.4	145.5 ~ 147.3
15.5 ~	≤153.6	153.7 ~ 157.7	≤146.5	146.6 ~ 148.0
16.0 ~	≤155.1	155.2 ~ 158.7	≤146.8	146.9 ~ 148.2
16.5 ~	≤156.4	156.5 ~ 159.6	≤147.0	147.1 ~ 148.4
17.0 ~	≤156.8	156.9 ~ 160.1	≤147.3	147.4 ~ 148.6
17.5 ~ 18.0	≤157.1	157.2 ~ 160.5	≤147.5	147.6 ~ 148.7

注:来自《学龄儿童青少年营养不良筛查》WS/T 456—2014

例如,男生刘某,14岁8个月,身高是143.2厘米,对照14.5岁 ~ 这个年龄组的男生(表11中涂灰色的地方),≤144.7就属于生长迟缓,所以刘某属于生长迟缓。

6. 如何预防消瘦和生长迟缓?

消瘦和生长迟缓主要是缺乏蛋白质和/或能量引起的。所以要预防营养不良就得吃饱吃好,适当多吃富含优质蛋白质的食物。

7. 生长迟缓如何食养?

膳食结构不合理、不良饮食行为是导致儿童青少年生长迟缓的发生发展的主要原因。国家卫生健康委 2023 年发布的《儿童青少年生长迟缓食养指南》中,对儿童青少年生长迟缓的日常食养提出以下 6 条原则和建议:

(1)食物多样,满足生长发育需要。每餐要包括谷薯类、蔬菜水果、畜禽鱼蛋、奶和大豆等食物中的 3 类及以上。每天食物种类达到 12 种以上,每周 25 种以上。适当增加瘦肉、水产品、禽类、蛋类、大豆等富含优质蛋白质的食物,多吃新鲜蔬菜水果。

(2)因人因地因时食养,调理脾胃。做到五谷为养、五菜为充、五果为助、五畜为益,遵循春夏养阳、秋冬养阴的原则。根据各地地理环境特点、饮食习惯和食物供应特点,选择适宜的食物。

(3)合理烹调,培养健康饮食行为。为儿童青少年提供新鲜、卫生的食物,多选性质平和、易于消化、健脾开胃的食物,鼓励儿童尝试新食物。引导儿童专心进食,营造温馨进餐环境。合理烹调食物,儿童青少年要做到不挑食、偏食,合理选择零食。

(4)开展营养教育,营造健康食物环境。通过多种传播途径将营养健康和传统食养的知识及技能传授给儿童青少年及其家长。学校要设置营养课程,每学期不少于 2 课时。

(5)保持适宜的身体活动,关注睡眠和心理健康。通过中等强度的身体活动(如跳绳、篮球、游泳等),结合传统健身方式(如八段锦、五禽戏、武术等)，促进生长发育。减少静坐时间和视屏时间，保证充足睡眠。

(6)定期监测体格发育，强化膳食评估和指导。定期监测儿童青少年体格发育，评估生长状况，制定个性化的膳食和身体活动指导方案。

儿童青少年生长迟缓食养原则和建议

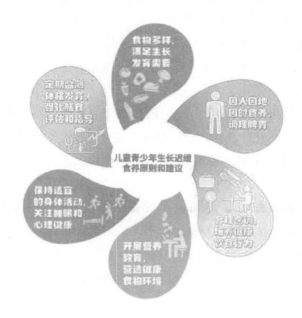

8. 如何增强体质？

体育不好、经常生病体质弱怎么办？初中生可以通过体育锻炼及膳食营养进行改善。体育锻炼不仅可以促进骨骼和肌肉组织的生长，还能提高心肺耐力、加快身体血液循环以及提高身体免疫力,建议初中生多参加多种多样的户外运动,保证每天至少 60 分钟的中高强度的身体活动。每周应有 3 天的高强度运动,如快跑、游泳、健美操等;每周应有 3 天抗阻力/或骨健康运动,如仰卧卷腹、俯卧撑、平板撑、引体向上、跳绳、爬山等。对于体质弱的学生,根据自身的身体状态量力而行,前期不要进行强度太高的体育锻炼,可以根据身体好转程度逐渐增加锻炼强度。除了体育锻炼,还要合理膳食、营养均衡,多吃富含蛋白质丰富的食物,如奶类、大豆类、鱼虾类;维生素含量比较高的水果和蔬菜也有助于增强体质。

9. 什么是缺铁性贫血?

缺铁性贫血是由于体内铁缺乏而造成的一种疾病。铁是血液的重要成分,也是我们身体和智力发育的重要保障。不良的饮食习惯如偏食、挑食等均可引起铁缺乏。铁缺乏常会导致缺铁性贫血,出现全身乏力,脸色苍白,易疲劳,头晕,易激动、烦躁,食欲差,易感冒;注意力不集中,记忆力下降,学习成绩也受影响,长期贫血还会影响同学们的智力和体格发育。

10. 怎样判断自己是否贫血?

去医院测量血常规时,医生给的化验单里有一项指标为血红蛋白(Hb),这个指标就是用来看是否缺铁的。在学校查体时也会有医生在我们手指上扎一下,取一点血,也是为了测量血红蛋白。下面这个表格里列出了不同年龄人群的血红蛋白界值,如果低于这个值,就表明你贫血了,需要到医院就医,查明原因,及时治疗。

表 12　血红蛋白含量界值

年龄(岁)	界值(g/L)
5～11	115
12～14	120
15 及以上男性	130
15 及以上女性(非孕妇)	120

注:海拔调整后的贫血诊断标准 = 原诊断标准 × [1 + 4% × 调查点海拔高度(米)/1000]

11. 如何预防缺铁性贫血?

为了预防缺铁性贫血的发生,应注意饮食多样化,调换膳食中食物品种,经常吃含铁丰富的食物,如动物内脏、血,尤其是动物肝脏,这些都是铁的最佳食物来源。其他如红色的瘦肉、黑木耳、芝麻酱、蛋黄、红糖和干果也是铁的良好来源。

预防缺铁性贫血还要经常吃新鲜的水果、蔬菜,因为它们富含的维生素 C 可以促进铁在体内的吸收。

12. 肥胖对同学们的身心健康有什么影响?

通俗地讲,肥胖就是脂肪积聚导致体重过重。引起肥胖的因素很多,归根结底都是由于能量不平衡引起的,也就是"吃得多,用得少"。肥胖会对同学们身体和心理产生不良影响和危害。

肥胖对身体方面的主要危害有:

(1)降低肺功能,呼吸急促;

(2)影响心脏功能,心跳加快,心肌收缩力增加;

(3)发生性早熟;

（4）易发生微量营养素摄入不足，如铁、锌、钙、叶酸和维生素 B_{12} 等容易摄入不足，导致营养不良性贫血或缺钙；

（5）易引起高血压、高血脂、糖尿病等疾病。

肥胖对心理方面的影响有：

（1）丧失了健美体形，易产生自卑感；

（2）常被取笑，产生心理挫折感，情绪压抑，行为孤独、退缩。

此外，肥胖还会影响运动能力。肥胖儿童会出现运动速度、耐力、爆发力下降，活动受限制、感到运动困难，也容易因运动而受伤。

13. 如何判断自己是否超重、肥胖？

国家根据我国儿童的生长发育特点，制定了判定超重肥胖的标准（见表13）。如何来判断呢？

首先，用身高（米）和体重（公斤）计算出体质指数，然后，对照表13，找到自己的年龄在哪个组，根据自己的性别来判断自己是超重，还是肥胖。

例如，女生邢某，14 岁 3 个月，身高是 1.52 米，体重是 56 公斤，那么她的体质指数是：$56 \div 1.52 \div 1.52 = 24.2$。对照 14 岁 ~ 这个年龄组的女生（表 13 中涂灰色的地方），邢某的体质指数大于 22.8，但小于 25.9，所以她属于超重。再例如另一个女生李某，她是 14 岁 8 个月，身高是 1.52 米，体重是 65 公斤，那么她的体质指数是：$65 \div 1.52 \div 1.52 = 28.1$。对照 14.5 岁 ~ 这个年龄组的女生（表 13 中涂灰色的地方），李某的体质指数大于 26.3，所以她属于肥胖。

表 13 中国 6~18 岁男女生年龄别 BMI 筛查超重肥胖界值点（kg/m²）

年龄（岁）	男生		女生	
	超重	肥胖	超重	肥胖
6~	16.4	17.7	16.2	17.9
6.5~	16.7	18.1	16.5	18.0
7~	17.0	18.7	16.8	18.5
7.5~	17.4	19.2	17.2	19.0
8~	17.8	19.7	17.6	19.4
8.5~	18.1	20.3	18.1	19.9
9~	18.5	20.8	18.5	20.4
9.5~	18.9	21.4	19.0	21.0
10~	19.2	21.9	19.5	21.5
10.5~	19.6	22.5	20.0	22.1
11~	19.9	23.0	20.5	22.7
11.5~	20.3	23.6	21.1	23.3
12~	20.7	24.1	21.5	23.9
12.5~	21	24.7	21.9	24.5
13~	21.4	25.2	22.2	25.0
13.5~	21.9	25.7	22.6	25.6
14~	22.3	26.1	22.8	25.9
14.5~	22.6	26.4	23.0	26.3
15~	22.9	26.6	23.2	26.6
15.5~	23.1	26.9	23.4	26.9
16~	23.3	27.1	23.6	27.1
16.5~	23.5	27.4	23.7	27.4
17~	23.7	27.6	23.8	27.6
17.5~	23.8	27.8	23.9	27.8
18~	24.0	28.0	24.0	28.0

注：来自《学龄儿童青少年超重与肥胖筛查》（WS/T 586—2018）

14. 哪些人容易发生肥胖？

父母肥胖，子女肥胖的可能性就比较大吗？有这种可能，但遗传基因不可能在短时间内发生明显的变化。近30年来我国肥胖的人越来越多，这主要是由于外界环境和社会因素的作用，而不是遗传的作用。现在的儿童肥胖绝大多数是由于进食过量、饮食习惯不合理，加之缺少身体活动和锻炼造成的。看看下面行为中你有几项？项目越多就意味着你越容易肥胖哟！

(1)长期或者经常不吃早餐或早餐对付一下；

(2)挑食、偏食，爱吃肉，不爱吃蔬菜；

(3)经常吃过多高能量零食，如糖果、甜点、薯片等；

(4)晚餐吃得过饱；

(5)常吃油炸食品，如炸薯条、油饼、炸鸡翅等；

(6)经常喝含糖饮料；

(7)边看电视边吃零食；

(8)吃饭速度过快；

(9)大部分时间坐着不动，不爱参加户外运动，不爱做家务；

(10)经常看电视、玩电脑；

(11)出门就坐车，不爱步行。

15. 怎样才能预防肥胖？

为了预防肥胖，同学们应该合理安排一日三餐、培养良好的饮食习惯，并且每天要做充足的身体活动（包括家务劳动）。

膳食结构要合理：①食物多样，谷类为主，适当吃些粗粮

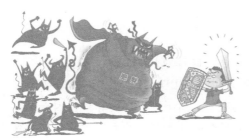

（玉米面、小米、黑米、燕麦等）；②尽量少吃高能量食品，如糖、各种甜食、油炸食品、肥肉等；③少喝或不喝含糖饮料；④多吃蔬菜、水果、豆制品；⑤适量吃瘦肉、鱼虾、蛋、奶等。

饮食习惯要健康：①合理选择零食，不要边看电视边吃零食；②吃饭要细嚼慢咽，不挑食，不偏食；③定时定量进餐，保证每天吃早餐，并且要吃好早餐。

身体活动要充足：①选择自己喜欢的并能坚持下去的运动项目；②每天坚持参加学校组织的各项体育运动1小时；③课余时间多运动；④能走就不站，能站就不坐，能坐就不躺；⑤减少看电视、使用电脑、上网和玩电子游戏的时间；⑥多做家务劳动。

16. 长胖了怎么办？

国家卫生健康委2024年发布的《儿童青少年肥胖食养指南》中，对儿童青少年肥胖的日常食养提出以下6条原则和建议：

（1）小份多样，保持合理膳食结构。食物要多样，每天的食物应包括谷薯类，蔬菜水果，禽、畜、鱼、蛋、奶类和大豆、坚果类；达到每天摄入12种以上食物，每周摄入25种以上食物。建议选择小份量的食物以实现食物多样，减重过程中应控制膳食总能量摄入，能量摄入应在正常体重儿童青少年需要量的基础上减少20%左右。

（2）辨证施食，因人、因时、因地制宜。肥胖儿童青少年要选择适宜的食物，因地制宜进行食养。首先要进行中医辨证，开展系统的膳食管理和生活方式干预，要结合儿童青少年体质和身体状况，从食材选择到食物应用进行整体膳食管理，优化传统膳食结构。

（3）良好饮食行为，促进长期健康。要做到不挑食、不偏食、不暴饮暴食，细嚼慢咽。一日三餐应定时定量，用餐时长适宜，早餐约 20 分钟，午餐和晚餐约 30 分钟；控制每餐膳食总能量的摄入，晚上 9 点以后尽可能不进食。建议先吃蔬菜，然后吃鱼、禽、肉、蛋及豆类，最后吃谷薯类。

（4）积极身体活动，保持身心健康。肥胖儿童青少年的运动应遵循循序渐进的原则，从每天 20 分钟中高强度身体活动开始，逐渐增加到每天 20～60 分钟，并养成长期运动习惯。保证充足睡眠，做到早睡早起，建议 5 岁以下儿童每天睡眠时间为 10～13 小时，6～12 岁儿童为 9～12 小时，13～17 岁儿童青少年为 8～10 小时。

（5）多方合作，创造社会支持环境。通过多种途径，开展营养教育，学校应设置营养教育课程，每学期不少于 2 课时；开足、上好体育课；避免肥胖歧视。通过政府引导、部门联动、社会参与的机制，营造预防和控制儿童青少年肥胖的社会环境。

（6）定期监测，科学指导体重管理。定期监测儿童青少年身高、体重和腰围等指标，分析动态变化，有助于早期发现异常趋势并采取有效措施。建议每周测量 1 次身高和晨起空腹体重，制定体重管理目标。

儿童青少年肥胖食养原则和建议

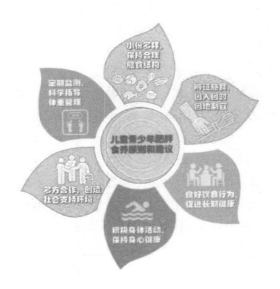

17. 如果肥胖,如何选择零食?

《中国儿童青少年零食指南(2018)》将日常零食分为10个类别,每个类型的零食按照食用频率分为"可经常食用""适当食用""限量食用"三个不同等级。儿童青少年在选择零食时,应首选干净卫生、微量营养素密度较高的食物,如奶及奶制品、新鲜蔬菜水果、原味坚果;结合营养标签,少吃高油、高盐、高糖的过度加工食品;不喝含糖饮料,足量饮用清洁卫生的白开水,少量多次。注意,零食提供的能量不超过每日总能量的10%。

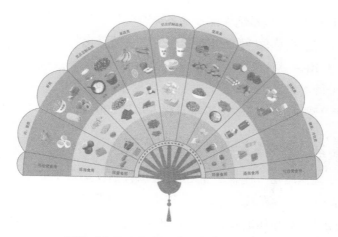

图源:《中国儿童青少年零食指南(2018)》

18. 如果肥胖,还能吃肉吗?

鱼肉、鸡肉、鸭肉(白肉)和猪、牛、羊肉(红肉)均属于动物性食物,富含优质蛋白质、脂类、脂溶性维生素、B 族维生素和矿物质等,是平衡膳食的重要组成部分。儿童青少年正处于生长发育的关键时期,肥胖儿童青少年并非不能吃肉,而是要严格控制油和脂肪的摄入,不能吃炸、烤、熏制、腌制等深加工的肉类或其他食物,不能吃肥肉、五花肉等脂肪含量高的肉类。

19. 如果肥胖,如何选择水果?

水果富含维生素、矿物质、膳食纤维,且能量低,可以满足人体微量营养素的需要。水果还含有各种植物化学物质、有机酸和芳香物质等成分,能够增进食欲、帮助消化,促进人体健康。

对于超重肥胖的儿童青少年,尽可能选择低血糖生成指数

（GI）的水果，包括绝大部分浆果类、核果类、瓜果类等水果，如柚子、蓝莓、草莓、苹果、樱桃等，少吃含糖量比较高的水果，如冬枣、山楂、榴梿、香蕉、荔枝、甘蔗、龙眼、杧果等；不吃各类高糖分的水果罐头、果脯等。此外，含糖量低的水果也不能无限制吃，建议 12～17 岁人群每日摄入水果 300～350 克。

20. 初中生会得高血压吗？

高血压是一种非常常见的慢性病，不仅局限于成年人，随着高血压发病的逐渐年轻化，越来越多的青少年，甚至是儿童也受到了高血压的威胁。相关研究显示，我国青少年高血压患病率约为 9％。儿童青少年高血压与肥胖、缺乏运动、不健康饮食习惯、代谢综合征、吸烟、阻塞性睡眠呼吸暂停综合征、慢性肾功能不全、早产和低出生体重儿及慢性病等多种因素密切相关。儿童青少年时期出现高血压不仅会增加成年患高血压风险，也与心血管疾病和死亡率密切相关。儿童青少年时期预防、干预高血压，可有效降低成人高血压患病率。

儿童青少年的高血压临床症状比较隐匿，往往不会出现典型的头晕、头痛等症状，建议儿童青少年每半年测量一次血压，并根据以下公式进行早期筛查。

男生：收缩压（mmHg）＝ 100 ＋ 2.0 × 年龄（岁），舒张压（mmHg）＝ 65 ＋ 年龄（岁）

女生：收缩压（mmHg）＝ 100 ＋ 1.5 × 年龄（岁），舒张压（mmHg）＝ 65 ＋ 年龄（岁）

21. 如何预防高血压？

不管是成年人还是儿童，肥胖及高盐饮食是高血压主要的高危因素。纠正不合理的饮食习惯、控制好体重、避免肥胖不仅能降低高血压的发病风险,也能降低患其他心血管疾病的风险。

(1)控制盐的摄入量。初中生每天盐的摄入量应不超过5克。

(2)合理膳食。不挑食、不偏食、不暴饮暴食。多吃绿色蔬菜、新鲜水果;少吃高盐、高油、高糖的食物;少吃辛辣刺激性食物;不喝咖啡、浓茶及含糖饮料。

(3)增强体育锻炼。每天应累计60分钟中高强度的身体活动,每周至少3次高强度的身体活动、3次抗阻力或骨健康运动。

(4)养成良好的生活习惯。作息要规律、不熬夜、减轻精神压力等,初中生应禁酒禁烟。

22. 生活中的减盐小技巧

(1)饮食中钠盐含量过高会引起高血压,增加心脏病和中风的发生风险。

(2)初中生每天食盐不超过5克。

(3)家庭烹饪少放盐和酱油,学会使用定量盐勺。

(4)减盐需要循序渐进,可以用辣椒、大蒜、醋、胡椒为食物提味,逐步改变口味。

(5)少吃榨菜、咸菜和酱制食品,多吃新鲜的蔬菜和水果。

(6)购买包装食品时阅读营养成分表,选择"钠"含量低的食品。

(7)减少使用酱油、蚝油、豆瓣酱、味精、鸡精、沙拉酱、番茄酱等调味品。

(8)多选择新鲜的肉类、鱼类、蛋类,少吃加工食品和罐头食品。

（9）盐可能隐藏在你感觉不到咸的食品中，如方便面、挂面、坚果、面包、饼干、冰激凌等，要警惕这些"藏起来"的盐。

（10）在外就餐时，主动要求餐馆少放盐，有条件的尽量选择低盐菜品。

23. 近视的分类及原因

近视最主要的表现是远视力下降。根据近视度数可分为低度近视（近视 50～300 度）、中度近视（近视 300～600 度）和高度近视（近视 600 度以上）。根据近视病程进展和病理变化，又可以将近视分为单纯性近视和病理性近视。

儿童青少年近视的原因除了遗传因素，主要是因为缺乏户外运动，长时间近距离用眼过度，用眼环境和姿势不适（例如姿势不端正、光线不适等）造成的。此外，过度摄取甜食，营养素缺乏（如叶黄素、花青素、DHA、维生素 A、B 族维生素、维生素 C 等）等也与近视的发生有关。

24. 多吃哪些食物有助于改善视力？

近年多项研究提示，多种营养素与近视的发生发展密切相关。ω－3 多不饱和脂肪酸、花青素、叶黄素对改善近视起着积极的作用，而过多摄入精制碳水或添加糖可能促进近视的发生或进展。

ω－3 多不饱和脂肪酸是人体必需的脂肪酸，是视网膜的重要组成成分，对眼睛健康具有重要的作用，但在体内不能大量合成，需从食物中获取，主要的食物来源为食物油（如豆油和菜籽油）、新鲜的深海鱼和鱼油。

花青素属于黄酮类化合物,对轻度、中度及高度近视均有一定的抑制作用,广泛存在于越橘、黑果枸杞、蓝莓、黑加仑等深色植物中。

多吃叶黄素含量高的食物,可提高视网膜中黄斑色素的含量,进而改善视觉功能,缓解视力降低,并使受损的视网膜组织得到一定的修复。叶黄素是一种类胡萝卜素,人体不能自我合成,需从饮食中获得,羽衣甘蓝、菠菜、西兰花、生菜、豌豆等绿叶蔬菜以及蛋黄是叶黄素最常见的食物来源。

25. 怎么做能预防近视,改善视力?

对于儿童青少年来说预防近视,除了饮食因素,更为重要的是养成良好的用眼卫生习惯,建立爱眼护眼行为。认真规范做眼保健操,保持正确的读写姿势。控制连续用眼及视屏时间,读写连续用眼时间不超过 40 分钟,使用电子产品超过30 ~ 40 分钟应远眺放松 10 分钟;增加户外活动和体育锻炼,日间户外活动每天至少 2 小时,达到每周日间户外活动至少14 小时;保证充足的睡眠,小学生每天睡眠 10 小时,初中生9 小时,高中生 8 小时。

六、食品安全和个人卫生

1. 什么是食物中毒？

食物中毒是指摄入含有生物性、化学性有毒有害物质的食品或把有毒有害物质当作食品摄入后所出现的非传染性的急性、亚急性疾病。通俗地讲，食物中毒就是吃了有毒有害的食物后急性发作的疾病，而且食物中毒不是传染病。例如，有的同学吃了没煮熟的四季豆，出现恶心、呕吐、腹痛、腹泻等症状，这就是食物中毒。

2. 如何预防食物中毒？

为了预防食物中毒，同学们应该做到以下几点：

（1）不吃变质的食物；

（2）不吃剩饭剩菜，要吃的话必须充分加热；

（3）注意个人卫生，饭前便后要洗手；

（4）不随便买街边小摊的食物吃；

（5）购买包装食品注意看生产日期和保质期，不要吃超过保质期的食物；

（6）不随便吃没见过、没吃过的食物。

3. 选购食品要注意哪些问题?

为把好食品安全的第一关,同学们应掌握购买食品的以下基本原则:

(1)不买来路不明的食物。最好到有正规进货渠道的商场和超市进行采购。在农贸集市购买食物时,要尽量选择信誉好,自己比较熟悉的商贩,不要贪图便宜而购买不新鲜的食物。

(2)不买霉烂变质的果蔬肉蛋等食物。

(3)购买袋装食品时,除了看常见的标志(见下),还要看食品标签和"三期",即生产日期、保质期和保存期。生产日期是生产或出厂的日期;在保质期内出售的食物,应符合标签上或食品标准中所规定的质量,在此期间可放心食用;保存期的截止日期是指"食品在上述条件下可以食用的最终期限"。需要注意的是,食品一旦超过保存期,就坚决不能食用了。

(4)购买的票据要保存好。

(5)常见标识要认识。学会辨识食品标签可以提高我们选购食品的科学性。

QS 质量安全标签　　　　绿色食品标签

无公害食品标签

食品安全 HACCP 认证标志

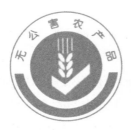

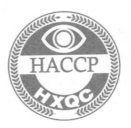

有机食品标签

保健食品标签

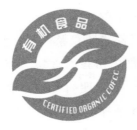

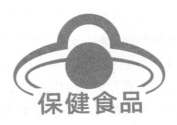

4. 变质、霉变的食物能吃吗？

食物发生霉变后，不但食物的颜色、味道发生改变，食物的营养降低，而且产生的毒素会引起食物中毒。特别要注意的是，霉变的花生、玉米千万不能吃，这两种食物霉变后产生的黄曲霉毒素具有很强的致癌性，即使加热也无法破坏掉。因此，霉变的食品要及时丢掉，以免引发食物中毒。

5. 发芽的土豆能吃吗？

土豆发芽后，芽眼周围会产生大量毒素，食用后可出现恶心、呕吐、头晕和腹泻等中毒症状。即使把发芽部分去掉，土豆的其他部分仍含有毒素。因此,发芽的土豆要扔掉,不能吃。如果吃土豆时口中有点发麻的感觉,则表明该土豆中已有较多的毒素,应立即停止食用,以防中毒。

6. 为什么不能吃街边小摊上的食物?

学校周边和街边小摊上的食物大多是不符合国家标准的"小作坊"生产的,原材料质量得不到保证,加工过程简单,卫生条件差,花花绿绿的颜色看着很漂亮,但食品安全难以保证,容易引发各种疾病,对身体健康造成危害。购买食品应尽量从有正规进货渠道的商场、超市购买,还要看外包装上是否有生产厂家、生产日期或保质期、食物成分等内容,不要买来路不明的食物。

7. 腌制熏制食物为什么要少吃?

蔬菜和肉类等食物在腌制过程中,其所含的维生素损失较多,维生素 C 几乎全部损失,营养价值降低;且腌制食物需放大量盐,会导致钠含量过高,长期吃会增加发生高血压的风险。此外,食物在腌制过程中可生成一些致癌物质,如亚硝胺,长期食用会增加患恶性肿瘤的危险。

熏制的食物,如熏鱼、熏肉、熏肠等,在熏制过程中会产生一种叫作苯并芘的强致癌物,同腌制食物一样,长期食用容易得恶性肿瘤。所以,同学们要少吃腌制、熏制食物,多吃新鲜食物。

8. 生水、井水能直接饮用吗？

没有经过消毒处理的生水和井水中含有很多细菌、病毒、寄生虫和虫卵等微生物，直接喝不卫生，容易导致腹泻或寄生虫感染等疾病。而这些微生物一般都不耐热，水煮沸可以达到100℃的高温，绝大多数的微生物可以被杀死，所以应该喝煮开的水，不能直接喝生水、井水。

9. 为什么饭前便后要洗手？

手是人体的"外交器官"，容易沾染上许多病原性微生物。一只没有洗过的手，至少含有4万~40万个细菌。指甲缝里更是细菌藏身的好地方，一个指甲缝里可藏细菌38亿之多。如果饭前便后不洗手，就可能把细菌带入口中，引起疾病，这就是人们常说的"菌从手来，病从口入"。

10. 如何正确洗手？

正确洗手是预防腹泻和呼吸道感染的有效措施之一。同学们应该如何正确地洗手呢？正确洗手需掌握七步洗手法：

尽量使用肥皂和清水（流水），不能几人同用一盆水，以免交叉感染。

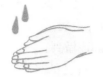

第一步：双手手心相互搓洗（双手合十搓洗五下）

第二步：双手交叉搓洗手指缝（手心对手背，双手交叉相叠，左右手交换各搓洗五下）

第三步：手心对手心搓洗手指缝（手心相对十指交错，搓洗五下）

七步洗手法

第四步：指尖搓洗手心，左右手相同（指尖放于手心相互搓洗五下）

第五步：一只手握住另一只手的拇指搓洗，左右手相同搓洗五下

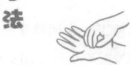

第六步：弯曲手指使关节在另一手掌心旋转揉搓，交换进行各搓洗五下

第七步：螺旋式搓洗手腕交替进行

11. 餐具应怎么清洗？

　　碗、筷、碟、勺等餐具是日常生活必需用品，看似干干净净的餐具，是不是真的干净呢？实际上，从这些看似干净的餐具上常可检测出各种致病微生物。如果在日常生活中，不经常进行彻底的清洗和消毒，那么这些餐具就可能成为传播甲型肝炎、痢疾、伤寒、结核病等疾病及食物中毒的媒介。特别是当同

学、家庭中有人得了上述某种传染病后，由于共用餐具可以导致其他同学或家人也感染上这些肠道传染病。

为了预防感染上述疾病，同学们应该做到：

（1）餐具专人专用：在餐具上标上自己的名字，只用自己的，不和别人交叉使用。

（2）保持餐具清洁、干燥：用过的餐具要及时洗刷干净，要用流动的水冲洗，不能同用一个盆或水桶洗。洗后要及时晾干，晾干时注意防蝇。

（3）餐具要消毒：如果家里或学校餐具大家混用，就应进行消毒。如果没有消毒机，可以在沸水中煮 2 ~ 5 分钟进行消毒。

12. 环境卫生也和健康有关吗？

生活、学习的环境对我们的健康都有影响，大家需要共同努力，创造并保持一个干净、整洁的环境。

（1）不随地吐痰。痰中有病菌，会危害大家的身体健康，也会破坏环境，使人们感到恶心，不舒服。

> 小小一口痰，病菌千千万。
> 传播多种病，害人真不浅。
> 影响环境美，人人都讨厌。

（2）不乱扔垃圾。乱扔垃圾会严重破坏环境卫生，散发难闻臭气，滋生蚊蝇，传播疾病，危害大家的健康。

（3）不随地大小便，不在墙上涂抹乱画。

（4）家庭、学校、公共场所的环境卫生人人都要保护。大自然也是人类生活的环境，我们要热爱大自然，爱护大自然的山山水水。

七、真真假假考考你

1. 中学生需要的能量和营养素比成年人都要多，这是真的吗?

答:这是真的!

相对于成年人来说,中学生需要更多的能量和营养素,这是因为他们所需的能量和营养素不仅要维持生命活动、生活和学习,更重要的是,还要满足迅速生长发育的需要。

2. 女生比男生需要更多的铁,这是真的吗?

答:这是真的!

女生确实比男生需要更多的铁,这是由男女生不同的生理特点决定的。女生进入青春期的一个标志是月经初潮的来临。女生月经来潮后,生长会加速,身体需要更多的铁,并且每个月的月经会造成铁的丢失,所以对铁的需要量要高于男生。11~17岁男女生铁推荐摄入量见表14。

表14　11~17岁男女生铁推荐摄入量

年龄(岁)	男生摄入量(毫克)	女生摄入量(毫克)
12~14	16	18
15~17	16	18

3. 补钙最好的方法是吃钙片,这是真的吗?

答:这是错误的!

市面上有各种各样的补钙产品,如固体钙片、液体钙等,厂家都会宣传自己的产品中钙含量多么多么高,吸收率多么多么好。但实际上,他们的这些数据大多是从动物实验得到的,这些动物处在一个极度缺钙的情况下,所以吸收率才会很高。但人体是复杂的,在正常饮食的情况下,钙片在体内的吸收并不一定很高,而且如果钙摄入过多,也会影响其他营养物质的吸收。我们前面介绍过,奶及奶制品是补钙最好的天然食物。奶中钙和磷的比例合适,所以钙吸收率高,而且奶中还含有优质蛋白质,营养价值远远超过钙片。所以,补钙最好的方法还是多喝奶。如果有的同学喝奶过敏,或者非要补钙不可,建议去咨询医生,按照医生的建议和处方补钙,不能盲目服用钙片。

同学们要牢记,身体中营养素不足,首先考虑从膳食中用富含该营养素的天然食物来补充,只有在调整膳食仍无法解决时,才考虑使用营养素补充剂。

4. 不花钱,晒晒太阳就可以补维生素 D,这是真的吗?

答:这是真的!

我们的皮肤是很神奇的,它可以利用太阳光里的紫外线合成维生素 D,所以晒太阳是获得维生素 D 最经济、最有效的方法。因此,同学们要多做户外活动哟!

5. 蛋清的营养价值比蛋黄高,这是真的吗?

答:这是我们的一个误区!

根据科学家们在实验室的测试表明,蛋黄中蛋白质含量要高于蛋清;蛋中的脂肪绝大部分存在于蛋黄内,颗粒小,容易吸收;蛋黄中维生素含量十分丰富,而且种类齐全,包括维生素 A、维生素 D、维生素 E、维生素 K 以及所有的 B 族维生素;矿物质也主要存在于蛋黄中,并且蛋黄中还含有一种叫作"磷脂"的物质,有助于大脑和智力发育。所以在某种程度上讲,蛋黄的营养比蛋清全面。但要注意的是,蛋黄中含有一种胆固醇,这种物质虽然也是人体所必需的,但摄入过多会产生危害。因此,和肉一样,虽然蛋黄营养价值高,但也不能多吃。

6. 吃核桃能补脑,这是真的吗?

答:这是真的!

吃核桃确实对我们的大脑发育有益。核桃、花生、瓜子、开心果这一类食物统称为坚果。坚果含矿物质较多,而且含有较多的不饱和脂肪酸,这类物质对大脑的发育有益。所以,民间说吃核桃补脑是有一定道理的,每周可以吃 50 克核桃等坚果。但学习成绩提高还是要靠勤奋,不能以为吃几个核桃就行了。

7. 深色蔬菜比浅色蔬菜营养价值高,这是真的吗?

答:这是真的!

深色蔬菜中含有丰富的胡萝卜素,它可以在体内转化成维生素 A,对保护视力、提高抵抗力等有很大的好处。另外,深色蔬菜中含有的多种色素物质和芳香物质,使它们好看、味美,有香气,可增进食欲。

深色蔬菜包括深绿色蔬菜(菠菜、油菜、芹菜叶、西兰花、韭菜等)、橘红/红色蔬菜(西红柿、胡萝卜、南瓜、红辣椒等)和紫红色蔬菜(紫甘蓝、红苋菜等)。

8. 价格贵的食物营养价值就高,这是真的吗?

答:这是不对的!

一提到讲营养,许多人第一个反应就是:我没有钱,怎么讲营养呀? 言外之意,就是价格贵的食物才有营养。其实这些观点和做法都是错误的。

表15　同重量的鸡蛋、方便面和鲍鱼的营养成分比较

	2 个鸡蛋 (100 克)	1 袋方便面 (100 克)	1 个鲍鱼 (鲜,100 克)
价格(元)	1.5	2.5	20
能量(千卡)	144	472	84
蛋白质(克)	13.3	9.5	8.2
脂肪(克)	8.8	21.1	0.5
碳水化合物(克)	2.8	61.6	4.3
胆固醇(毫克)	585	—	157.3
维生素 A(毫克)	234	—	15.6
维生素 B$_1$(毫克)	0.11	0.12	0.01
维生素 B$_2$(毫克)	0.27	0.06	0.10
维生素 E(毫克)	1.84	2.28	1.43
钙(毫克)	56	25	172.9
铁(毫克)	2.0	4.1	14.69
锌(毫克)	1.10	1.06	1.1
硒(微克)	14.34	10.49	13.9

通过表 15 可以看出:100 克鸡蛋差不多 1.5 元,而 100 克方便面 2.5 元左右,鸡蛋含有的蛋白质、维生素 A、维生素 B$_2$、钙、硒等营养素高于方便面,并且鸡蛋中的蛋白质是优质蛋白质,利用率远远高于方便面。而价格差不多是鸡蛋 15 倍的鲍鱼,营养价值却和鸡蛋差不多。

9. 不吃早餐容易造成肥胖,这是真的吗?

答:这是真的!

有些同学以为不吃早餐可以减肥,其实正好相反。不吃早餐的同学更容易饿,到中午吃饭的时候就会狼吞虎咽,当吃下的饭菜已经足够,但胃还没来得及反应,就不能把饱的感觉传递给大脑,大脑就不能分泌物质,抑制食欲,就会觉得没吃饱,还想继续吃,于是就会吃下过多的食物,而摄入的多余的能量就在身体内转化成脂肪储存下来,时间长了就会导致超重肥胖。

另外,我们在本书第四部分"健康的饮食行为"中介绍的,不吃早餐还会对同学们的生长发育有害,并且影响学习,所以,想通过不吃早餐减肥是不可取的!

10. 肥胖的人营养过剩,所以不存在营养素缺乏的情况,这是真的吗?

答:这是错误的!

造成肥胖的主要原因是能量过剩,而不是其他所有的营养素都过剩。通过对许多肥胖孩子的化验显示,胖孩子更容易出现钙、铁、维生素 A、维生素 B$_2$ 等缺乏。

11. 青春期后个子不再长了,就不用再喝牛奶了,这是真的吗?

答:这是错误的!

保证骨骼的正常生长发育,不仅是为了让自己有一个高个子,还要保证骨骼更结实,不会摔一跤就骨折了。骨骼的质量不像骨骼的长度,青春期结束后就不再变化了,它在人的一生中是不断变化的。

骨骼的质量可以用骨量来判断,骨量高,骨骼相对更健康。人一生中骨量的变化像一个抛物线,出生后骨量不断增长,大约在 35 岁到达最高值,称为"峰值骨量",之后逐渐减少。峰值骨量越高,同时骨量丢失速度越慢,老年出现骨质疏松并发生骨折的可能性就越小。

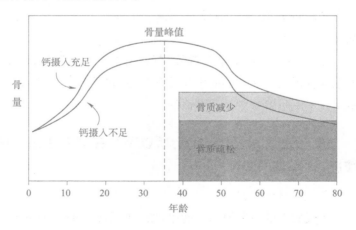

人体骨量的变化还受蛋白质、钙、磷等的营养状况影响。如果要取得较高的峰值骨量,35 岁前的每一天我们都要保证充足的钙和蛋白质等的摄入。科学研究发现,经常喝牛奶的人比不喝牛奶的人骨密度高6%左右,且年轻时的"峰值骨量"每增加10%,年老时患上骨质疏松性骨折的风险就可降低50%。要延缓35岁后骨量的丢失,除了积极运动,非常重要的一点就是要保证每天钙、蛋白质等的充足摄入。因此,同学们要一直坚持喝牛奶,尽可能让自己的"峰值骨量"达到较高水平,多储蓄一些"资本",成年后更要持之以恒,尽量延缓和抵御骨量的流失,一生不断奶。

附录 1

中国学龄儿童膳食指南(2022)核心推荐

准则一　主动参与食物选择和制作,提高营养素养

(1)学习食物营养相关知识。认识食物,了解食物与环境及健康的关系,了解并传承中国饮食文化;充分认识合理营养的重要性,建立为自己的健康和行为负责的信念。

(2)主动参与食物选择和制作。会阅读食品标签,和家人一起选购和制作食物,不浪费食物,并会进行食物搭配。

(3)家庭和学校应构建健康食物环境。除了提供平衡膳食,还应通过营养教育、行为示范、制定食物规则等,鼓励和支持学龄儿童提高营养素养并养成健康饮食行为。

准则二　吃好早餐,合理选择零食,培养健康饮食行为

(1)清淡饮食、不挑食、不偏食、不暴饮暴食,养成健康饮食行为。

(2)做到一日三餐,定时定量、饮食规律。

(3)早餐食物应包括谷薯类、蔬菜水果、动物性食物以及奶类、大豆和坚果四类食物中的三类及以上。

(4)可在两餐之间吃少量的零食,选择清洁卫生、营养丰富的食物作为零食。

(5)在外就餐时要注重合理搭配,少吃含高盐、高糖和高脂肪的食物。

准则三　天天喝奶,足量饮水,不喝含糖饮料,禁止饮酒

(1)天天喝奶,每天 300 毫升及以上液态奶或相当量的奶制品。

（2）主动足量饮水，每天 800 ~ 1 400 毫升，首选白水。

（3）不喝或少喝含糖饮料，更不能用含糖饮料代替水。

（4）禁止饮酒和喝含酒精饮料。

准则四　多户外活动，少视屏时间，每天 60 分钟以上的中高强度身体活动

（1）每天应累计至少 60 分钟中高强度的身体活动。

（2）每周至少 3 次高强度的身体活动，3 次抗阻力活动和骨质增强型活动。

（3）增加户外活动时间。

（4）减少静坐时间，视屏时间每天不超过 2 小时，越少越好。

（5）保证充足睡眠。

（6）家长、学校、社区共建积极的身体活动环境，鼓励孩子掌握至少一项运动技能。

准则五　定期监测体格发育，保持体重适宜增长

（1）定期测量身高和体重，监测生长发育。

（2）正确认识体形，科学判断体重状况。

（3）合理膳食、积极身体活动，预防营养不足和超重肥胖。

（4）个人、家庭、学校、社会共同参与儿童肥胖防控。

附录2

11~17岁学龄儿童平衡膳食宝塔

11~13岁学龄儿童平衡膳食宝塔

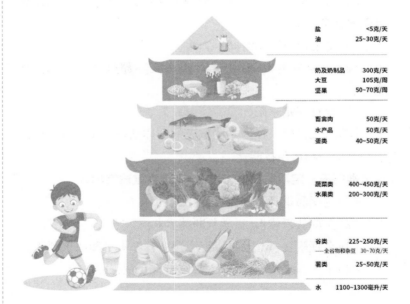

盐	<5克/天
油	25~30克/天
奶及奶制品	300克/天
大豆	105克/周
坚果	50~70克/周
畜禽肉	50克/天
水产品	50克/天
蛋类	40~50克/天
蔬菜类	400~450克/天
水果类	200~300克/天
谷类	225~250克/天
——全谷物和杂豆	30~70克/天
薯类	25~50克/天
水	1100~1300毫升/天

14~17岁学龄儿童平衡膳食宝塔

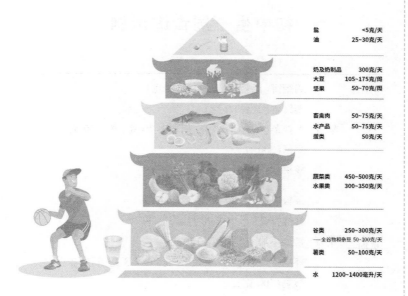

盐	<5克/天
油	25~30克/天
奶及奶制品	300克/天
大豆	105~175克/周
坚果	50~70克/周
畜禽肉	50~75克/天
水产品	50~75克/天
蛋类	50克/天
蔬菜类	450~500克/天
水果类	300~350克/天
谷类	250~300克/天
——全谷物和杂豆	50~100克/天
薯类	50~100克/天
水	1200~1400毫升/天

附录 3

初中生一周食谱示例

	早餐	鸡蛋饼(面粉 80 克,鸡蛋 35 克) 蒸红薯(红薯 80 克) 大拌菜(紫甘蓝 20 克,胡萝卜 20 克,黄瓜 30 克) 豆浆(300 克) 核桃仁(10 克)
星期一	午餐	杂粮饭(粳米 80 克,玉米碴 40 克) 红烧排骨(猪小排 70 克,香菇 30 克) 素炒小油菜(小油菜 170 克) 虾皮蛋花紫菜汤(鸡蛋 15 克,紫菜 3 克,虾皮 2 克) 酸奶(100 克)
	晚餐	红豆米饭(粳米 100 克,赤小豆 20 克,) 清蒸鱼(鲈鱼 70 克) 清炒油麦菜(油麦菜 160 克) 白菜豆腐汤(小白菜 60 克,豆腐 20 克)
	零食	纯奶(200 毫升),苹果(200 克),香蕉(150 克)
星期二	早餐	鲜虾小馄饨(面粉 80 克,虾仁 70 克,猪肉 10 克,鸡蛋 20 克,青菜 40 克) 蒸玉米(玉米 100 克) 酸奶(100 克)

		二米饭(粳米 100 克,小米 40 克)
星期二	午餐	西红柿牛腩(西红柿 100 克,牛腩 30 克)
		清炒莴笋(莴笋 120 克)
		丝瓜蛋花汤(丝瓜 30 克,鸡蛋 15 克)
		桃(250 克)
	晚餐	红薯米饭(粳米 90 克,红薯 80 克)
		小鸡炖蘑菇(鸡肉 35 克,干榛蘑 10 克,豆腐 65 克)
		清炒油菜(小油菜 150 克)
		紫菜蛋花汤(紫菜 3 克,鸡蛋 15 克)
	零食	纯奶(200 毫升),橙子(100 克),腰果(10 克)
星期三	早餐	花卷(面粉 80 克)
		赤小豆薏苡仁粥(粳米 10 克,赤小豆 10 克,红薯 50 克)
		炒蛋(鸡蛋 50 克)
		拍黄瓜(黄瓜 60 克,豆腐干 10 克)
		酸奶(100 克)
	午餐	红豆米饭(粳米 90 克,赤小豆 40 克)
		蒜苔炒肉(蒜苔 100 克,猪肉 35 克)
		手撕包菜(圆白菜 100 克)
		冬瓜鱼丸汤(冬瓜 50 克,鱼丸 70 克)
		火龙果(200 克)
	晚餐	饺子(面粉 100 克,猪肉 35 克,韭菜 120 克)
		凉拌三丝(胡萝卜 50 克,海带丝 20 克,豆腐皮 9 克)
		饺子汤 200 克
	零食	纯奶(200 毫升),香蕉(150 克),核桃(10 克)

星期四	早餐	玉米奶香馒头(面粉 60 克,玉米面 40 克,牛奶 100 毫升) 小米粥(小米 20 克) 青椒炒蛋(青椒 70 克,鸡蛋 50 克)
	午餐	红薯米饭(粳米 120 克,红薯 80 克) 小炒黄牛肉(芹菜 90 克,牛肉 35) 蚝油生菜(生菜 120 克) 蛤蜊豆腐汤(豆腐 65 克,蛤蜊 50 克,小白菜 40 克) 酸奶(100 克)
	晚餐	什锦炒饭(粳米 110 克,胡萝卜 20 克,黄瓜 20 克,火腿 10 克,虾仁 25 克) 清炒小白菜(小白菜 100 克) 莲藕排骨汤(猪小排 30 克,莲藕 40 克)
	零食	葡萄(200 克),柚子(150 克),纯奶(100 毫升),巴旦木(10 克)
星期五	早餐	糊塌子(面粉 40 克,玉米面 30 克,黄瓜 50 克,鸡蛋 50 克) 滑菇粥(粳米 20 克,鸡胸肉 10 克,生菜 20 克,香菇 30 克,黄豆 15 克) 橘子(150 克)
	午餐	南瓜米饭(粳米 120 克,南瓜 30 克,赤小豆 10 克) 杏鲍菇牛柳(杏鲍菇 80 克,牛肉 40 克) 蒜蓉菠菜(菠菜 90 克) 冬瓜汤(冬瓜 50 克,虾仁 25 克) 梨(200 克)

星期五	晚餐	胡萝卜包子(面粉 60 克,玉米面 20 克,胡萝卜 60 克,猪肉 25 克) 清蒸鲈鱼(鲈鱼 50 克) 炒油麦菜(油麦菜 90 克) 玉米粥(玉米糁 25 克,红薯 100 克)
	零食	纯奶(200 毫升),酸奶(100 克),核桃(10 克)
星期六	早餐	蒸饺(面粉 80 克,芹菜 60 克,鸡蛋 50 克,木耳【干】5 克,虾仁 40 克) 煮玉米(玉米 60 克) 豆浆(300 克)
	午餐	红豆饭(粳米 100 克,赤小豆 20 克) 红烧鸡翅(鸡翅 30 克,土豆 50 克,胡萝卜 30 克) 清炒西兰花(西兰花 150 克) 萝卜肉丝汤(白萝卜 30 克,猪肉 20 克) 酸奶(100 克)
	晚餐	杂粮饭(粳米 100 克,玉米碴 30 克) 熘肝尖(猪肝 25 克,黄瓜 40 克,木耳【干】5 克) 茄子炖豆角(茄子 80 克,豆角 50 克) 冬瓜汤(冬瓜 50 克,虾仁 30 克)
	零食	纯奶(200 毫升),橙子(250 克),樱桃(100 克),腰果(10 克)
星期日	早餐	西红柿鸡蛋面(面粉 80 克,西红柿 50 克,鸡蛋 40 克,菠菜 50 克) 酱牛肉(牛肉 15 克) 蒸紫薯(紫薯 100 克) 纯奶(200 毫升)

星期日	午餐	二米饭(粳米 100,黑米 30 克,)
		鱼香肉丝(猪肉 30 克,胡萝卜 40 克,甜椒 25 克,木耳【水发】25 克)
		清炒苋菜(苋菜 100 克)
		鲫鱼汤(鲫鱼 70 克,豆腐 65 克)
		梨(150 克)
	晚餐	杂粮饭(粳米 90 克,赤小豆 50 克)
		青椒肉丝(青椒 70 克,猪肉 30 克)
		清炒鸡毛菜(鸡毛菜 100 克)
		菌菇蛋花汤(白玉菇 20 克,蟹味菇 20 克,鸡蛋 10 克)
	零食	草莓(200 克),酸奶(100 克),原味瓜子(10 克)

全天用油 25 克,盐 <5 克;

以上食材均为可食部生重。